Communication Guideline
Between Nurses and Patients
in Reproductive Center

生殖中心护患沟通指引

主　编　李　蓉

副主编　宋东红　邓明芬　张宇晖
　　　　邢兰凤　赵金珠　李俐琳
　　　　柴德春

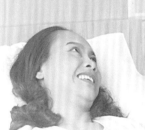

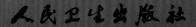

人民卫生出版社

编　者（按姓氏笔画排序）

刁思雨　北京大学第三医院

王晓凤　北京大学第三医院

勾雪梅　北京大学第三医院

邓明芬　中山大学附属第一医院

邢兰凤　浙江大学附属妇产科医院

刘金莲　北京大学第三医院

孙小玲　南京鼓楼医院

李俐琳　中山大学附属第六医院

李爱民　河北医科大学第二医院

李　蓉　北京大学第三医院

李　静　河北医科大学第二医院

宋东红　北京大学第三医院

宋　洁　北京大学第三医院

张小媛　浙江省妇幼保健医院

张宇晖　河南省生殖医院

张　曦　北京大学第三医院

陈文娜　深圳中山泌尿外科医院

罗丽燕　北京大学第三医院

周　娜　广东省妇幼保健医院

赵金珠　兰州大学第一医院

夏明静　成都锦江妇幼保健医院

柴德春　江苏省人民医院

黄秀丽　江苏省人民医院

常　琼　河南省生殖医院

梁玉莲　中山大学附属第一医院

曾　韩　江西省妇幼保健医院

秘　书　杨　硕　任丽平　芦　坤

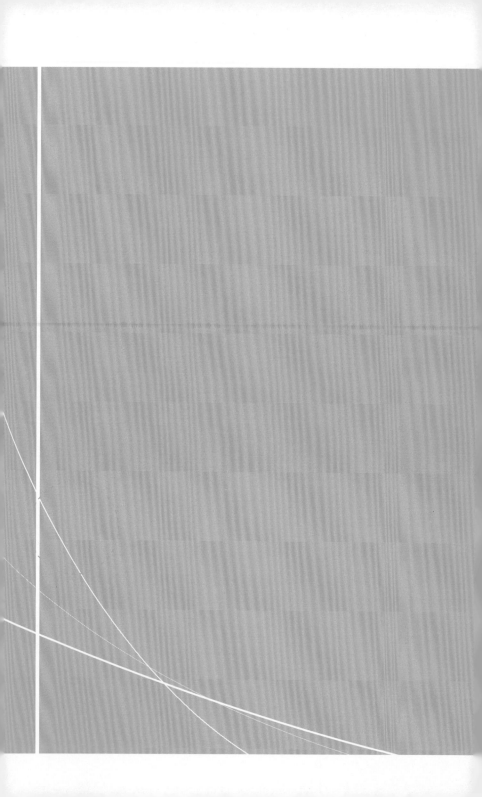

目前，我国的生殖医学发展快速发展，蒸蒸日上，但由于生殖领域患者病情复杂、涉及夫妇双方、治疗流程多样，患者经常辗转治疗，耗时耗力，出现不满情绪。因此各生殖中心在关注成功率稳步上升的同时，还需要提供优质服务以提高患者满意度。护士是与患者沟通最多的白衣天使，良好的护患沟通有助于护士了解患者的身心状况，向患者提供正确的专业信息和就医指导，帮助解除患者疑虑，提高患者依从性，有助于提高治疗后妊娠率，达到让每一位患者满意、轻松的治疗效果。

基于以上目的，同时以提升生殖护士专业技能和服务水平、促进学科发展及提高中心满意度为宗旨，国内在生殖护理学颇有造诣的专家联袂完成这项艰巨的任务。

全书分为5部分，分别是治疗前准备、试管婴儿治疗、人工授精、辅助生殖随访和辅助生殖生活指导，涵盖了辅助生殖治疗全流程中的常见问题和护患沟通话术。本书内容丰富、全面，适用于从事生殖医学各个领域的护士，是一本具有生殖医学相关的护理、培训、教学的权威、实用、便捷的参考书。

本书邀请国内生殖医学领域的数十位权威人士及知名专家执笔，确保了书籍的可读性和实用性。限于我们的知识水平、认识程度、理解深度，书中难免有不尽如人意之处，欢迎发送邮件至邮箱 renweifuer@pmph.com，或扫描封底二维码，关注"人卫妇产科学"，对我们的工作予以批评指正，我们愿在再版时做出及时的修订，以便让这本书更趋完美。

李　蓉

2017 年 10 月

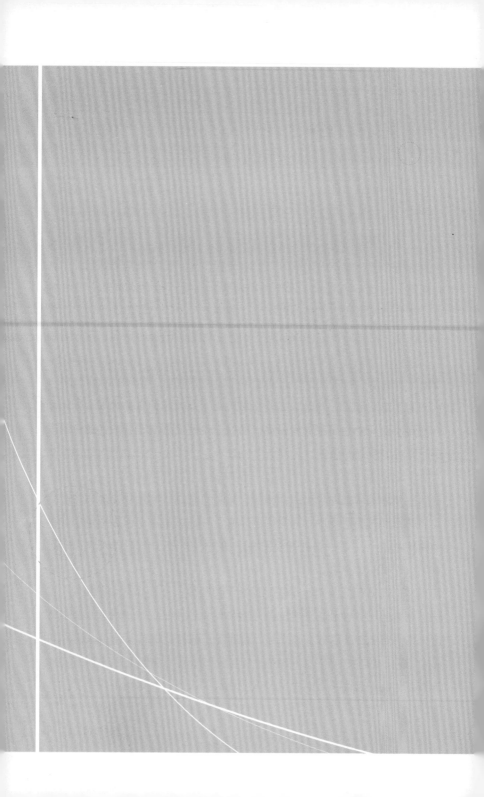

致 谢

为在生殖医学诊治流程中更大地发挥护士的价值，帮助护士提高患者管理技能，提升护患交流能力，解决患者的各种疑虑和问题，让更多患者有信心配合治疗，尽早实现抱婴梦想，北京大学第三医院生殖中心携手各护理精英管理者共同携手编写了本书。在此特别感谢：

感谢北京大学第三医院生殖中心全体同志对本书编写工作给予的大力支持。

感谢生殖护理界各资深的护理专家们，尤其感谢北京大学第三医院宋东红护士长、中山大学附属第一医院邓明芬护士长、浙江大学附属妇产科医院邢兰凤护士长、河南省生殖医院张宇晖护士长、江苏省人民医院柴德春护士长为本书编写所做出的贡献。

在此也特别感谢默克公司为推动生殖护患沟通技能提升所做出的贡献，默克公司有一支独立的队伍一直致力于生殖护理教育工作的开展，其市场部总监任丽平和健康教育经理芦坤在推动生殖护士沟通技能方面做出了大量贡献。

对其他参与编写本书的各位护理精英们，在此一并致以诚挚的谢意！

目录

总　论

近些年来，随着生殖医学蓬勃发展，各生殖中心在关注成功率稳步上升的同时，还希望提供优质服务以提高患者满意度。由于生殖领域患者治疗的复杂性，很多不孕不育夫妇在治疗过程中会感到焦虑、彷徨，没有信心面对治疗。

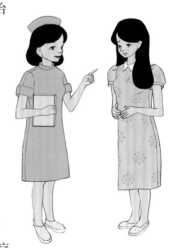

护士作为一个服务群体，在生殖中心的正常运转中发挥着巨大的作用。护士是与患者沟通最多的群体，护患沟通有助于护士了解患者的身心状况，能够向患者提供正确的服务信息，是实现护士为患者服务、减轻患者的身心痛苦、促进护患之间的理解与支持的有效途径，同时有助于提高治疗、护理质量，以达到满意的治疗效果。

一、生殖护理工作中的语言沟通技巧

1. **禁用刺激性、伤害性语言**：患者来生殖中心就医的目的、原因可能有所不同，但这些患者共同的愿望都是求子。此时护士不要使用刺激性语言，不要鄙视患者，否则容易伤害患者的自尊心。对待患者须诚恳、和蔼可亲、积极主动，用自己的一言一行来改变患者的心理状态，取得患者的初步信任，使患者增强信心。治疗过程中不可告诉患者危重、治疗效果不好等类似语言，否则容易造成患者和家属的紧张，甚至加重患者病情。

2. **善于使用优美的语言**：护士每天与患者接触，频繁交往，如果能注意发挥语言的积极作用，必将有益于患者的身心健康。在临床护理实践中，护士应当熟练运用如下几种语言：

（1）安慰性语言：护士应当学会使用安慰语言。对不同的患者，要寻找不同的安慰语言。例如，刚来中心的初诊患者，护士主动应对她说："我是您的责任护士，名叫XXX，有事情请找我，不必客气"。话语简短，但患者听到后感受到亲切愉快，这可能会使她这一天的心情都很好。

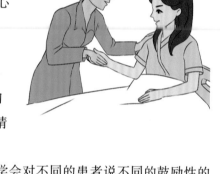

（2）鼓励性语言：护士应当学会对不同的患者说不同的鼓励性的话。比如，对新进周的患者说："我们这里经常遇到您这种情况，专家都非常有经验，请您放心！"对取卵或移植后出院的患者可说："出院后要稍加休息，您肯定能做好原来的工作！"热情的鼓励，可使患者增强生活的信心与勇气。

（3）积极暗示语言：积极的暗示性语言可以使患者有意无意地在心理活动中受到良好的刺激。比如：看到患者精神比较好，就可以说："看来您气色越来越好，这说明治疗有疗效。"对挑选医生治病的患者说："别看某某医生年轻，可他治您这种病还真有经验"。给患者送药时说："大家都说这种药效果很好，您吃了肯定会见效。"

（4）指令性语言：有时对患者必须严格遵照医嘱执行的动作和规

定，护士指令性的语言也是必需的，比如：做精细的处置时指示患者"不能动"；患者必须空腹抽血或检查时指示患者"不得进食"；静脉点滴时指示患者"不能随便调节点滴速度"；告诉肾脏和心脏疾病患者"一定要低盐饮食"类似的指令等等。护士在表达这种言语时，要显示相当的权威性。

二、生殖护理工作中的非语言沟通技巧

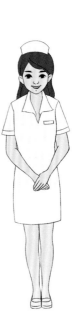

1. **仪表与表情**："第一印象"在人际交往中起着很重要的作用。当护士与患者初次接触时，护士整洁的衣着、文雅的举止、良好的风度，能够展示护士的整体素质和美感，会给患者留下良好的印象，也为以后的交往奠定了良好的基础。因此护士的着装应洁白、干净、合体，仪表端庄大方、举止稳重、态度和蔼、行为谨慎，使患者对护士产生敬意和依赖；护士亲切自然的表情特别是微笑服务，虽无声但可体现其尊重、友好的情感，使患者得到信赖的感觉，产生愉快、安全感。

2. **目光**：在交流时护士用专注的目光，平视对方眼睛或面部，时刻保持眼神的交流，时时流露出关爱的眼神，使患者感觉到被尊重和关怀。

3. **姿态**：身体的姿势往往是内在更真实的流露，护士应保持放松舒适的姿态，因正确的姿态给人以谦逊、诚恳、娴静、端庄的美感，给人以忙而不乱的信任感。若护士左顾右盼，心不在焉，会给人以不安全感。

4. **手势**：在交流的过程中，手势运用准确，能增进语言表达的效果，促进双方的感情交流共鸣。

5. **工具**：在护患沟通中，要善于利用各种工具，帮助患者进一步

理解治疗流程与步骤。比如发放宣教小册子、引导患者观看宣教视频、使用模型为患者进行演示操作等。

三、护患沟通中的"五主动""六一句""十个一点"

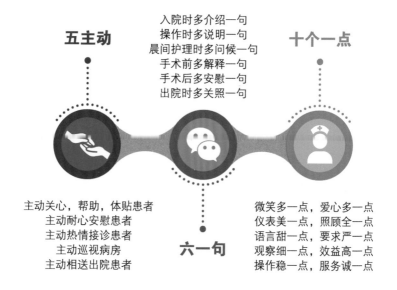

五主动

入院时多介绍一句
操作时多说明一句
晨间护理时多问候一句
手术前多解释一句
手术后多安慰一句
出院时多关照一句

十个一点

主动关心，帮助，体贴患者
主动耐心安慰患者
主动热情接诊患者
主动巡视病房
主动相送出院患者

六一句

微笑多一点，爱心多一点
仪表美一点，照顾全一点
语言甜一点，要求严一点
观察细一点，效益高一点
操作稳一点，服务诚一点

总之，与患者、家属沟通，对护士来说是一种艺术，也是整体护理中的一项重要内容。护士在与患者沟通交流过程中，只有尊重患者、善于与患者沟通、抓住时机、抓准时机、寻找并把握沟通契机，才能使用护患沟通从礼节性的沟通逐渐上升到更高层次的沟通，从而提高护理质量。

第一部分　治疗前准备

一、初诊环节

1. 首次来生殖中心就诊，应该怎么做？

请携带身份证或相关证件先到建卡处（或自助机上）办理就诊卡，男女双方各自实名制办理，不可代替或相互使用。

2. 如何挂号？预约挂号的途径有哪些？

根据各生殖中心具体情况选择合适的挂号方式：

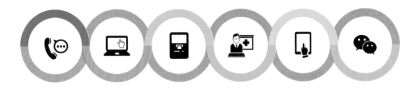

| 电话预约 | 网站预约 | 自助机挂号预约 | 门诊现场预约 | 移动终端APP预约 | 移动终端微信预约 |

3. 如何办理就诊卡以及充值？

根据不同生殖中心的情况，患者携带双方身份证或相应的证件，前往窗口或自助机办理；告知患者办理就诊卡后妥善保管诊疗卡和充值凭条，诊疗卡遗失及时凭身份证办理挂失后再转卡，以免资金损失。

4. 就诊时，夫妇双方需要准备什么？注意什么？

（1）证件准备：夫妻双方身份证、结
婚证或者护照、军官证、公证书。

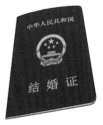

（2）男女双方均需就诊，请
携带既往病历、检查单、手术记
录等资料，按挂号顺序就诊。

（3）医生询问病史时请不要隐瞒
（医生会保护患者的隐私），各种检查请使用真实姓名。

（4）男方需要进行精液检查，检查前禁欲时间视各生殖中心情况
而定。

（5）留取精液时请注意勿洒落、勿污染，如患者留取困难需提前告
知，并与医生联系，寻找适当的解决方式。

（6）女方就诊后医生会给予诊疗方案，因为女方不孕的相关检查较
多，各项检查要求的时间不同，可能还需要配合月经周期，应特别注意。

（7）不孕不育症相关检查的有效性视不同生殖中心的具体情况而定。

5. 如何优化就诊策略？

（1）充分运用移动终端，APP 发挥预约挂号、预约检查的优势，合
理安排来院就诊时间。

（2）避开就医高峰、周末以及节假日，合理安排初诊时间，并和医
生预约下次复诊时间。

6. 试管婴儿的费用是多少？人工授精的费用是多少？

常规试管婴儿一个周期约 3 万 ~4 万元，夫精人工授精费用 7 千元
左右，供精人工授精费用 1 万元左右。

7. 试管婴儿的成功率是多少？人工授精的成功率是多少？

不同年龄、病情不同的人群 IVF 治疗成功率有差异，平均成功率

40% 左右，人工授精的成功率一般是 10%~15%。

8. 什么季节做试管婴儿最好？

任何季节做试管有婴儿都没有太大区别，只要夫妻双方的身心状态良好就可以做试管婴儿。因为，试管婴儿是将精子和卵子在实验室的帮助下体外受精培养成胚胎，再将胚胎移植到子宫腔内的过程。体外培养的条件如温度、湿度、氧分压、二氧化碳分压，甚至氮气压都是恒定在最适合胚胎生存的条件下进行的。

9. 什么是试管婴儿（体外受精 - 胚胎移植）？人工授精又是怎么回事？

试管婴儿的医学术语称：体外受精 - 胚胎移植（IVF-ET），其过程是在实验室将取出体外的精子、卵子结合培养成胚胎，然后再将胚胎转移到子宫腔内，使之着床、妊娠。目前常用的试管婴儿技术有：体外受精 - 胚胎移植、单精子卵胞质内显微注射、胚胎植入前遗传学筛查（PGS）/ 植入前基因诊断（PGD）三种。

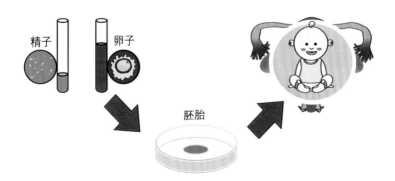

人工授精分夫精人工授精（AIH）和供精人工授精（AID）。AIH 就是将丈夫精液优化处理之后，将优化过的精子注入子宫腔。AID 适用于男方无精子症者，将精子库的冻存精子处理后注入女方子宫腔。

10. 做 IVF 的指征是什么?

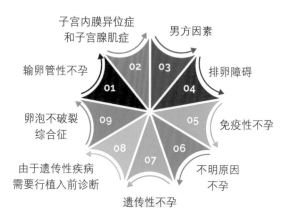

11. IVF 的禁忌证有哪些?

男女任何一方患有严重的精神疾病、泌尿生殖系统急性感染期、性传播疾病活动期

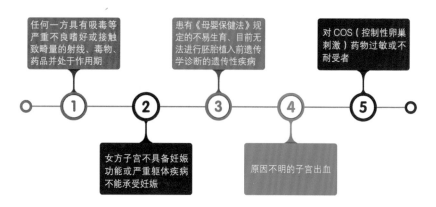

12. IVF 的治疗流程包括哪些步骤?

（1）降调节：根据患者不同情况，采用不同的方案帮助患者开始试管婴儿的第一步；

（2）药物促卵泡发育：用 Gn（促性腺激素，FSH、LH）刺激卵巢，使多个卵泡同时生长发育，并给予 hCG 促进卵子最终成熟；

（3）取卵和取精：给予 hCG 后 34~36 小时左右，经阴道用取卵针采集卵子，丈夫同时取精；

（4）胚胎培养：将卵子和优化后的精子放置实验室的培养皿中完成受精并进行培养；

（5）胚胎移植：移植前实验室先对胚胎进行优选，将优质胚胎放入子宫腔；

（6）黄体支持和验孕：取卵后即可进行黄体支持治疗和常规抗生素药物 3 天，持续黄体支持治疗至胎盘具有自主分泌功能为止，一般是孕 8~10 周。耐心等待 14 天左右进行妊娠测试，如结果为阴性，停用黄体支持药物，并和医生预约下次复诊来院时间。

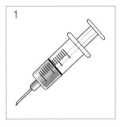

药物刺激卵巢

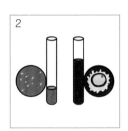

取卵和取精

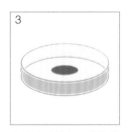

实验室受精和胚胎培养

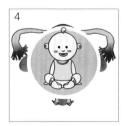

胚胎移植

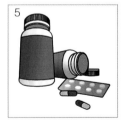

黄体支持和等待

13. 影响 IVF 治疗成功率的因素有哪些？

（1）年龄：是影响 IVF 成功率的重要因素，随年龄增长，卵子数量减少，质量下降，受精率下降，妊娠率明显降低，流产率增加；

（2）输卵管积水：能显著降低胚胎着床率和妊娠率，使妊娠率下降一半。因此，有输卵管积水的妇女在进行 IVF 前应处理好输卵管积水；

（3）精子、卵子质量：精子、卵子质量的好坏直接影响胚胎质量，影响助孕成功率；

（4）子宫异常：如子宫内膜息肉、子宫内膜炎、既往手术或炎症（结核最常见）导致子宫内膜损伤，都可能影响胚胎着床；

（5）卵巢储备功能：如果有卵巢功能早衰现象等，也会直接影响 IVF 成功率；

（6）助孕者配合：在接受助孕过程中应保持良好的心态，注意适当休息，合理营养。同时严格按照医师的要求用药，就会向 IVF 成功率前进一大步。

14. 做试管婴儿需要多长时间？

从开始体检到胚胎移植大概需要 3 个月左右。试管婴儿在整个检查以及治疗期间，女方需要来医院至少 10 多次，男方需要来院至少 4 次。

15. 试管婴儿会不会很复杂？我能配合完成吗？试管婴儿过程中女性痛苦吗？

不复杂。您一定能配合好我们的，我们会一起携手走过这个伟大的缔造生命的过程。我们每进行一步，都会给您一个提示，并将您所需要了解的内容，都以文字方式打印给您，以方便您的治疗。

试管婴儿治疗周期里，涉及两个手术操作过程：手术之一为取卵，可以在全麻下行无痛取卵，属于有创性的手术操作，可能会出现一些不适，甚至极少数人可能发生一些并发症，给您带来痛苦。另一个过程是胚胎移植，该操作几乎不会给患者带来明显的不适，所以请您配合好我们，我们将努力帮您实现为人父母的愿望。

16. "试管婴儿"会出现宫外孕吗?

可能。试管婴儿会和正常自然怀孕一样可能发生宫外孕。因为胚胎会发生游走,如果有输卵管绒毛的反向运动或输卵管炎症后功能丧失等情况,就更增加的宫外孕的风险,但总体来说发生率极低。囊胚移植可大大降低宫外孕的发生风险。

17. "试管婴儿"和"人工授精"的孩子是夫妻双方的亲生子女吗?

试管婴儿的卵子来源于妻子在进行了超排卵治疗后的卵巢,精子是其丈夫在妻子取卵当天取出的精子,既然精卵来自患者夫妻,那么孩子肯定是亲生的了。

18. 做试管婴儿,可以选择胎儿性别吗?

国家卫生和计划生育委员会规定不允许进行非遗传学诊断的性别选择,试管婴儿及其他相关助孕技术的最终目的是获得健康的孩子。

19. "试管婴儿"影响孩子的健康和智力吗?

不影响,目前认为和自然怀孕生育的孩子没有差别。目前全球最早出生的试管婴儿已经结婚并且生育了健康的孩子。医学上的各种统计数字显示:试管婴儿(或人工授精)的流产率、畸形率、宫外孕率等等都与自然妊娠并无差异。

20. 精神和心理因素对试管婴儿的影响?

长期焦虑、抑郁或恐惧不安等不良精神心理因素的刺激,可使神经内分泌系统失调。因此需要通过试管婴儿治疗的不孕夫妇无论在平时工作中,还是在治疗中,都应保持心理平衡,乐观豁达,否则会影响妊娠结局。

21. 导致不孕症的女方因素有哪些?

（1）排卵障碍；

（2）输卵管因素；

（3）年龄；

（4）子宫内膜异位症；

（5）子宫因素：如子宫肌瘤、子宫畸形、宫颈炎等；

（6）免疫因素：如体内产生抗体精子抗体等；

（7）其他妇科疾病：如盆腔粘连、卵巢肿瘤等。

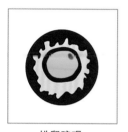

排卵障碍

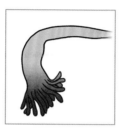

输卵管因素

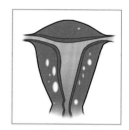

子宫内膜异位

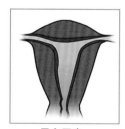

子宫因素

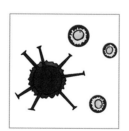

免疫因素

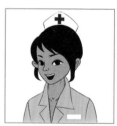

其他妇科疾病
（如盆腔粘连等）

22. 导致不孕症的男方因素有哪些?

（1）精液异常：精子数目、活率、活力或者形态是否正常；

（2）性功能障碍：勃起障碍、早泄、不射精、逆行射精、外生殖器发育异常；

（3）免疫因素：体内产生抗精子抗体；

（4）其他：如隐睾、精索静脉曲张、局部温度过高。

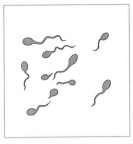

精液异常

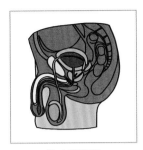

性功能障碍

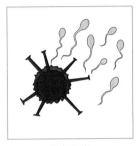

免疫因素

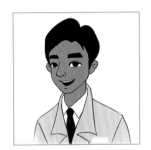

其他

23. 导致不孕不育的生活因素有哪些?

（1）吸烟饮酒；

（2）长期暴露于高温环境；

（3）大量饮用咖啡；

（4）某些药物：如磺胺类药物、激素、安眠药、止疼药、抗精神药物；

（5）长期使用润滑剂；

（6）体重过轻或过重、肥胖：BMI 指数范围内在 18.5~24.0kg/m^2 为正常；

（7）接触毒性物质，如清洁剂甲醛；

（8）男方长期食用棉籽油。

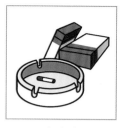

吸烟或饮酒

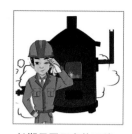

长期暴露于高热环境

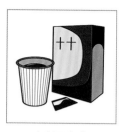

高剂量咖啡

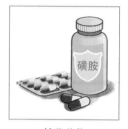

某些药物
（如磺胺类药物、激素、安眠药、
止疼药、抗精神病药物）

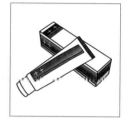

润滑剂

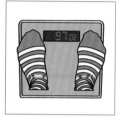

体重过轻或过重肥胖
（BIM 指数范围在 18.5~24.0 为正常）

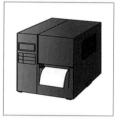

接触毒性物质
（如清洁剂及甲醛）

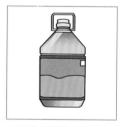

男方长期食用粗制
棉籽油

24. 试管婴儿助孕时丈夫需要做什么？

在做试管婴儿前数月，丈夫应戒烟、戒酒，保持生活规律。进入治疗周期后，一般在女方取卵前 4~7 天，丈夫需排精一次，然后禁欲，直至取卵日，避免精液在体内存留时间过长或过短，影响精子质量。

25. 我们夫妇想做试管婴儿（或人工授精），可以吗？

试管婴儿（或人工授精）有严格适应证和禁忌证，并不是说根据病人的主观愿望来做的，您应该先由医生了解、诊断您的病情以后，以决定您能否做试管婴儿（或人工授精）。

26. 我们什么时候来做体检合适？

每一对做试管婴儿（或人工授精）的夫妇必须进行一系列体检（检查项目根据各个生殖中心规定）。一般情况下，男方体检项目为9项左右，来院一次即可完成，要求禁欲2~7天；女方体检项目为20项左右（特殊情况需另外增加检查项目），至少来院两次才能完成全部体检。因为基础性激素检查必须在月经周期的第2~4天来院抽血检查，而一些其他的检查，如女方白带常规、HPV及尿常规检查等则必须避开月经期才能检查。所以，仅仅来医院一次是不可能完成所有的体检项目的。其余的检查项目可分别在两次来院期间择时完成，女方抽血化验时应该在上午10：00以前空腹抽血。

27. 如果第一次不成功，下次需要花多少钱？

这取决于是否有冷冻胚胎。试管婴儿治疗的一个措施就是"控制性卵巢刺激"，也就是由医生给予一些卵泡生长素，促使卵巢生长多个的、同步的、优质的卵泡，这样和精子结合之后可能会形成多个胚胎。按照国家卫生计生委有关文件要求：女方年龄 <35 周岁，可以移植2个胚胎；年龄 ≥35 周岁以及第二次做试管婴儿者，可移植3个胚胎。剩余的胚胎可以冷冻保存。如果第一次助孕失败后，可遵照医生医嘱，安排合适时间做冷冻胚胎的复苏移植手术（FET）。FET手术费用只需几千元，做第二周期人工授精不需要大量化验、检查，只需交手术费用和一些其他检查费用即可。

28. 供精人工授精是怎么回事？

男方患有非梗阻性无精子症时可采用供精人工授精（AID）助孕。

但当患者选择 AID 治疗时，同时也选择了放弃获得血亲后代。但不排除若干年后，随着科学的发展，患者还有可能获得自己血亲后代的机会。请再三考虑，并斟酌婚姻牢固程度。

29. 男方身体素质差，可以用精子库的精子怀孕吗？

不可以！实行供精人工授精必须有严格的医学指征，不可以随便使用精子库的精子。供精人工授精既受传统伦理道德的限制，也是国家严格管理的限制性辅助生殖技术。

国家对精子库有严格的管理制度，比如：采集制度、随访制度等等，还要检查献精者的血型、身高、一般身体状况、传染病检查（乙肝、丙肝、艾滋、梅毒），还有如何控制一个人的精子不能使 5 名以上妇女怀孕的措施，以及担负着的患者子代婚姻排查的义务等等。

30. 女方年龄大，可以找人代孕吗？

不可以！我国有关的法律法规明确规定：禁止代孕！如果女方确实是卵子质量不好，经过生殖中心专家门诊诊疗后，必要时可以接受赠卵助孕。

31. 对于有生育需求的女性，出现什么情况建议到生殖门诊就诊？

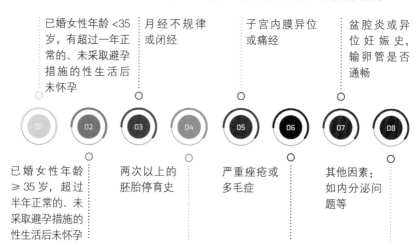

已婚女性年龄 <35 岁，有超过一年正常的、未采取避孕措施的性生活后未怀孕

月经不规律或闭经

子宫内膜异位或痛经

盆腔炎或异位妊娠史，输卵管是否通畅

01 02 03 04 05 06 07 08

已婚女性年龄 ≥ 35 岁，超过半年正常的、未采取避孕措施的性生活后未怀孕

两次以上的胚胎停育史

严重痤疮或多毛症

其他因素：如内分泌问题等

32. 对于有生育要求的男性，出现什么情况建议到生殖门诊就诊?

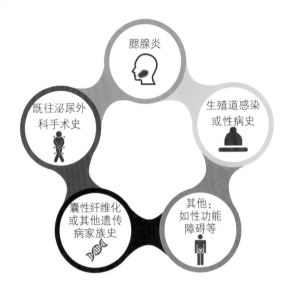

二、检查环节

女方检查

1. 女方常规检查项目有哪些?

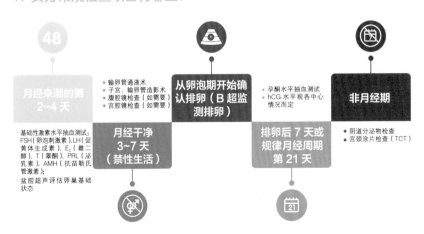

2. 生化抽血（进周期前）什么时间来最好？

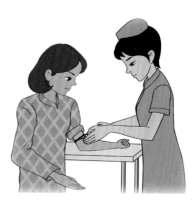

最好安排在早上 7：30~8：30 到医院进行抽血，最迟不宜超过 12：00。因为正常人血清物质水平的参考范围都是以早上 8：00 时左右为基线进行定义。无论太早或太晚都会因为体内生理性内分泌激素的影响，使检测值失真，不利于医生做出正确的诊断。

3. 生化抽血（进周期前）注意事项有哪些？

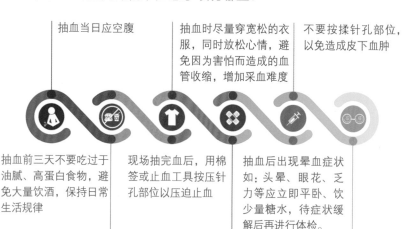

抽血当日应空腹

抽血时尽量穿宽松的衣服，同时放松心情，避免因为害怕而造成的血管收缩，增加采血难度

不要按揉针孔部位，以免造成皮下血肿

抽血前三天不要吃过于油腻、高蛋白食物，避免大量饮酒，保持日常生活规律

现场抽完血后，用棉签或止血工具按压针孔部位以压迫止血

抽血后出现晕血症状如：头晕、眼花、乏力等应立即平卧、饮少量糖水，待症状缓解后再进行体检。

4. 准备监测自然周期排卵的 B 超什么时间来合适？

月经规律者一般在周期第 8~10 天左右来院检查，月经周期延长者适当后延或遵医嘱。

5. 阴道 B 超和腹部 B 超的注意事项分别有哪些？

（1）阴道 B 超注意事项：阴道 B 超前排空小便，无需空腹，不要穿

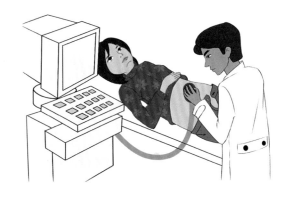

连体裤。

（2）腹部 B 超注意事项：不适合阴道 B 超的患者可以行腹部 B 超，检查前需憋尿，无需空腹，不要穿连体裤。

6. 子宫内膜活检（取内膜）的目的是什么?

（1）明确有无排卵：子宫内膜活检如为分泌期，说明本周期有排卵；如仍为增殖期，说明本周期无排卵；

（2）判断黄体功能：凡活检内膜组织时相落后于诺伊斯（Noyes）标准 2 天以上，即可诊断黄体功能不全；

（3）诊断子宫内膜疾病：如子宫内膜增生、子宫内膜息肉、黏膜下子宫肌瘤、子宫内膜结核等。

7. 子宫内膜活检（取内膜）注意事项有哪些?

①子宫内膜活检前，夫妻 2 周内不要同房；②伴有炎症又需手术者，遵医嘱使用抗生素；③取活检的部位可能会出血，因此做完检查后 2 周内不要同房，禁止盆浴，避免发生炎症感染。

8. 宫腔镜检查的目的是什么?

主要目的是评估子宫腔内情况，同时还可以评估输卵管情况。在不

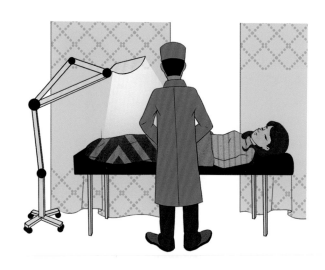

孕症的宫腔镜检查下常可发现子宫内膜息肉、黏膜下子宫肌瘤、子宫腔畸形及宫腔粘连等，或偶尔发现宫腔内 IUD 残片、胚胎或胎骨残留等异物。

9. 宫腔镜检查的适应证有哪些？

①不育患者经常规检查疑有宫腔畸形、子宫内膜息肉、黏膜下肌瘤、子宫腔内异物、宫腔粘连或子宫内膜异常增生；②子宫内膜病变需要在宫腔镜下行手术治疗时；③复发性流产；④异常子宫出血；⑤原因不明的不孕症。

10. 宫腔镜检查的注意事项有哪些？

（1）术前准备：月经干净后 3 天、无性生活，或者 2 周内无性生活可进行；

（2）术后处理：①注意阴道流血及腹痛情况；②麻醉患者，观察患者麻醉后反应，以防麻醉手术引起恶心、呕吐；③术后监测患者生命体征，每半小时测血压、脉搏、心律，连续监测 2 小时；④根据情况遵医嘱预防性应用抗生素；⑤术后 2 周内禁盆浴及性生活。

11. 腹腔镜检查的注意事项有哪些?

术后 6 小时内,采用去枕平卧位,头侧向一边,防止呕吐物吸入气管;时常按摩病人的腰部和腿部,半小时为病人翻身一次,以促进血液循环,防止褥疮发生。

12. 宫腔镜与腹腔镜有什么区别?

宫腔镜和腹腔镜原理类似,都属于微创外科内镜术。主要区别在于:宫腔镜是通过阴道进入子宫腔,检查子宫内的情况或一些疾病的治疗;腹腔镜是检查和治疗盆腹腔内的疾病或手术。

13. 子宫内膜病变,要预先处理吗?

有一些严重的病变是需要处理的,子宫内膜息肉的处理应遵医嘱进行。

14. 子宫肌瘤的患者能怀孕吗?

子宫肌瘤是否影响怀孕,要根据肌瘤的大小和位置而定。肌瘤的处理是有差异的,需要密切观察,按照医嘱进行,不能一概而论。

15. 为什么子宫内膜异位症的患者不容易怀孕?

50% 的子宫内膜异位症患者受孕困难,因为子宫内膜异位症会导致盆腹腔粘连,产生多种细胞因子;卵巢巧克力囊肿损伤卵巢,影响卵细胞质量,对排卵、精卵结合都可能产生影响。

16. 输卵管造影的目的是什么? 适应证是什么?

输卵管造影的目的是将造影剂经子宫颈口注入子宫及输卵管,利用

X 线显示子宫腔及两侧输卵管形态的一种检查方法。主要是用来检查宫腔形态和输卵管堵塞、积水等输卵管疾病。

17. 输卵管造影的适应证是什么?

（1）符合原发不孕或继发不孕诊断需要检查输卵管是否通畅者；

（2）输卵管造口或成形术后需要验证输卵管是否通畅者；

（3）怀疑子宫输卵管畸形者。

18. 造影前后准备及注意事项有哪些?

（1）做输卵管造影检查前，应配合医生做术前检查，了解是否有其他炎症，如有其他炎症存在，需将炎症治疗后再接受输卵管造影检查；

（2）输卵管造影检查适宜的时间是女性月经干净后 3~7 天，且无性生活；

（3）输卵管造影检查后 2 周内禁盆浴和性生活，以免引发感染，影响术后的恢复；

（4）输卵管造影检查一周内有少量的阴道出血状况属于正常现象，如果出血量比较多且超过了月经量，则需到医院进行相关检查。

19. 为什么输卵管积水会降低"试管婴儿"的成功率?

输卵管炎症造成伞端粘连，炎性液体积聚于输卵管内造成积水。这些液体会通过输卵管的蠕动反流入子宫，而影响胚胎种植和发育，降低试管婴儿的成功率。可通过输卵管切除或者近端结扎及远端造口术解决积水反流的问题。

20. 从开始体检到胚胎移植（人工授精）需要多长时间?

从开始体检到胚胎移植大概需要 2 个月左右，因为有一些检查项目如染色体检查，其结果需要等待 20 多天才能出结果，所以单纯化验、体检就需要将近 1 个月左右的时间。

21. 有了这么多化验单，以后是不是都不需要化验了？

化验单有效期是半年（染色体和血型永远有效，传染病每个取卵周期男女双方均要重新化验），还有一些检查跟女性月经周期有关，必须当月检查才能根据结果进行处理，过期需要重新化验。（个别项目如双方的分泌物化验单当月有效）。

22. 既往检查结果的准备有哪些？

（1）需告知患者既往的检查结果仅具有参考性，但 IVF 相关的检查项目在本院进行仍需重新挂号、预约和检查，夫妻双方均需就诊；

（2）若患者既往已在其他正规资质的生殖中心做过不孕症相关的检查，检查结果、诊治和手术记录的有效性视不同中心的具体情况而定。应提醒患者尽量带好以往的所有看病资料，包括病历、各种化验单、检查单，以作为参考，夫妻双方均需就诊。

23. 身份认证和信息采集有哪些？

（1）身份认证和信息采集的条件和时间：男女双方经过初步检查确定需要进行人工助孕，且已制定助孕方案，建病历时夫妻双方需做身份认证和信息采集。身份认证和信息采集需要证件齐全，双方到场；

（2）身份认证和信息采集的流程：视各中心的具体要求而定；

（3）需要身份认证的环节：建病历、取卵取精、胚胎移植，身份认证时需男女双方均要到场签字。

男 方 检 查

1. 男方常规不育检查项目有哪些？

根据每位患者情况不同而有差异，大体可包括以下方面：①由不孕

症科男科医生视诊和触诊；②精液化验（禁
欲时间视各中心情况而定）；③尿液和前列
腺液检查；④生殖内分泌激素测；⑤遗传学
检查。

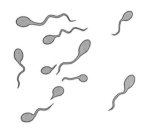

2. 男方精液检查取精注意事项有哪些?

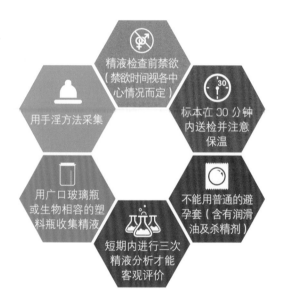

3. 女方不排卵，男方还需要去做检查吗?

怀孕是双方的事情，IVF 中心的医生必须充分了解两个人的身
体状况后，才能制定出合理的治疗方案，所以男方还是要做相应的
检查。

4. 男方以前检查过精液，医生说没问题，这一次能不能检查了?

关于精液检查的时间，目前也没有明确的规定，因为精液质量的波
动本身就很大，所以在这家医院查了，到下一家医院要进行核对也是有
可能的，这也是为了帮助医生更清楚的了解丈夫的身体情况，以便制定

出合理的治疗方案。

5. 男方查过一次精液，医生说不正常，为什么还要复查?

因为精液的质量波动大，影响因素很多，例如劳累、生病等都有可能影响精液质量，仅凭一次测量结果不能做出准确判断，因此精液的检查都要重复 2~3 次。

6. 男方一直不排精，多攒点，取精时是否精子质量会更好一点?

这在临床上是行不通的。如果太长时间不排精，会导致精液密度特别高，精子的活力就会受影响。所以 3~7 天排一次精是最好的。

7. 男方的精子数目太少，多取几次都冻起来，到时候解冻。做人工授精（IUI）可以吗?

即使是做人工授精，也需要一定数目的精子，取出来 A 级精子数要达到 1000 万才可以做。如果精子数目特别少，冻完再复苏也很难达到标准，基本上这个方法不可行。在做 ICSI（单精子胞质内显微注射）可能可以，这需要医生再次判断确认。

8. 睾丸穿刺的注意事项有哪些?
手术需要多长时间? 疼吗?

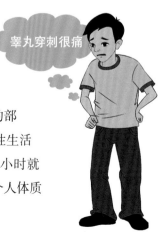

睾丸穿刺是目前使用较多的取精方法之一，术前无需做特殊准备，但精神要放松，不要过分的紧张。外阴的部位应用肥皂水清洗，术前 2~3 天不要有性生活和其他的排精活动。睾丸穿刺一般在半小时就可以做完。术后会有一些疼痛，但这与个人体质有关。

9. 哪些人群需要做染色体检查?

　　①复发性流产患者;②男性重度少弱精者;③曾经生育过畸形儿夫妇。

视频 1 不孕不育知识普及

第二部分　试管婴儿治疗

一、常用控制性卵巢刺激方案

1. 进周期后的注意事项有哪些？

（1）心理准备：患者助孕时焦虑、抑郁的心情会在一定程度上影响其临床妊娠率。所以在接受试管婴儿助孕前要有充分的心理准备，保持良好的心态，轻松的心情非常重要。

（2）时间准备：试管婴儿助孕技术不受季节限制，但整个过程需要2~3个月甚至更长的时间，所以请安排好您的工作，特别是女方。

（3）其他：严格遵循医嘱，按时接受检查与治疗；饮食多样化，保证充分的营养；注意发现身体的异常情况并及时告诉医生；不吸烟不饮酒，少去公共场所；避开各种辐射；如果同时合并其他疾病需要药物治疗，要与您的医生讨论后再使用。

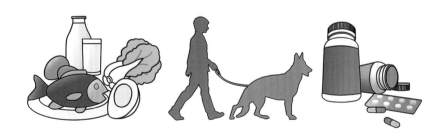

2. 试管婴儿促排卵药起始剂量如何进行个体化选择?

在促排卵过程开始之前,经过门诊及相关检查,医生已经对患者的总体情况有了详尽的掌握,包括患者的基础情况,如年龄、体重、身高等,患者在门诊中提供的病史诸如既往卵巢手术史、既往促排卵治疗及试管婴儿治疗病史等,以及多项检查数据如基础的性激素(FSH、LH、E_2)、抗米勒管激素(AMH)、B超(卵巢大小及储备卵泡数目)等。

试管婴儿促排卵药物其实质量测算攻略没有一个固定的公式,医生需要根据患者的卵巢功能及病史回顾综合考虑,通过初步评估以及标准化方案的确定,最终确定本周期合适的起始剂量。实施个体化治疗,向目标卵子数(10~15枚)靠近,最重要的参考指标是血清AMH值和体重。

促排卵治疗启动日对于长方案的患者指的是降调节后14天,对于短方案的患者指的是月经来潮的第三天,医生会再次根据患者此次周期的基础激素及卵泡情况,如储备卵泡的多少,均一性,最大卵泡的直径等,对促排卵治疗药物起始剂量进行微调,希望得到一个均匀的,不多不少的主卵泡群。

3. 促排卵的方案,选择标准化还是个体化?

理想的促排卵方案包括,在获得最佳的卵子数、胚胎数及良好妊娠结局的同时,避免发生中、重度卵巢过度刺激综合征(OHSS)。欧洲人类生殖与胚胎学会(ESHRE)将成功进行辅助生殖技术治疗定义为获得无OHSS的临床妊娠,并获得单胎、足月、健康婴儿。这也是我们不断追求完美的促排卵治疗方案的目标。

促排卵方案的选择确实是一门科学,也是一门艺术。目前常用的

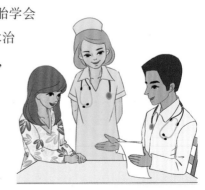

促排卵方案包括超长方案，长方案，拮抗剂方案，氯米芬联合低剂量促性腺激素的温和刺激方案，微刺激方案，自然周期方案等。每一种方案都有其相对比较适合的人群。比如超长方案主要用于患有子宫内膜异位症、反复着床失败的患者；拮抗剂方案主要适用于 PCOS 等卵巢高反应患者；自然周期和微刺激周期方案尤其适用于高龄（≥40 岁）、卵巢功能减退、反复常规试管婴儿治疗失败（≥2 个取卵周期）、既往治疗中发现卵子形态异常或优质胚胎率低下的患者。

促排卵方案的制定并非是医生能够"独断专行"的。对于患者而言，能够选择的标准化方案不止一种，方案的选择以及促排卵药物剂量选择也需要参考患者的一些自身意愿。比如有的患者夫妇希望促排卵对卵巢的刺激小一点；有的患者夫妇希望促排卵的时间尽可能缩短一点；有的患者夫妇希望能尽量在新鲜周期移植；有的夫妇则不能接受卵子数目偏少的结果，等等。患者夫妇的一些主观意愿也是医生在制定促排卵方案时的一个重要参考依据。所以需要患者夫妇把自己的想法向医生叙述清楚，和医生一起讨论方案，实现标准化和个体化的完美结合。

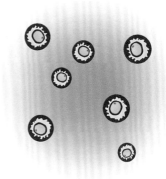

4. 什么是长方案?

长方案是"试管婴儿"促排卵的经典降调节方案，用药时间较长，平均在 20 天以上，所以被称为长方案。该方案源于 20 世纪 80 年代中期诞生的"垂体降调节"技术，也就是通过外源性的 GnRH-a（GnRH 激动剂）人为阻断控制"下丘脑 - 垂体 - 卵巢"轴的生理周期，再利用外源性的促性腺激素使得多卵泡发育，从而达到人工控制获得多枚卵子的机会，以利于成功完成试管婴儿治疗。

长方案是一个完全药物控制的周期，其特点是可控性高，卵子早排风险低，卵泡均一化较好，获得的卵子数目较多（平均 10~15 枚），得到可利用胚胎多。不足之处在于用药时间较长，费用相对较高，卵巢过度刺激风险大，治疗的舒适度下降。

5. 长方案适用于哪些患者？

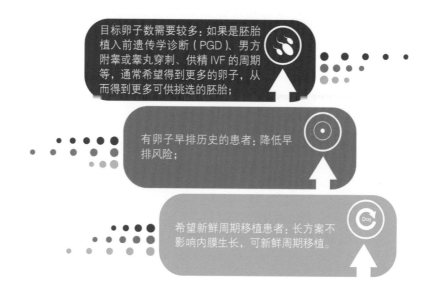

目标卵子数需要较多：如果是胚胎植入前遗传学诊断（PGD）、男方附睾或睾丸穿刺、供精 IVF 的周期等，通常希望得到更多的卵子，从而得到更多可供挑选的胚胎；

有卵子早排历史的患者：降低早排风险；

希望新鲜周期移植患者：长方案不影响内膜生长，可新鲜周期移植。

6. 什么是温和刺激方案？

早在 20 世纪 90 年代，"试管婴儿"之父爱德华兹就提出了回归自然的促排卵理念，呼吁减少用药，减少药物的刺激，减少"试管婴儿"治疗的并发症。近年来，随着"试管婴儿"技术的发展及成熟，人们开始更多的关注治疗的舒适性及安全性，追求更"自然"、"友好"的助孕方式。

温和刺激方案通常为拮抗剂方案和氯米芬方案两种：

（1）拮抗剂方案是用较低剂量的促性腺激素从月经第 3 天开始刺激

卵巢，在卵泡长到 12~13mm 直径时，加用拮抗剂抑制内源性排卵激素 LH 的分泌，控制卵泡生长的一致性；

（2）氯米芬方案是于月经第 3 天开始，氯米芬和促性腺激素一起联合促排卵指导卵泡成熟。

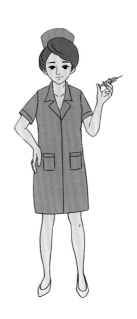

温和方案获卵平均 5~8 枚，得到的卵子数比常规促排卵（大促）少，比微刺激促排卵（微促）多。优点也是显而易见的，包括降低促排卵药物的用量，减轻药物对卵巢的刺激，减少了卵巢过度刺激的风险，同时又能得到足够用于试管婴儿的卵子数量及较好的质量，治疗注射时间短，费用少。缺点是氯米芬的温和刺激方案在取卵周期可能不进行胚胎移植，卵子偶然可能早排等缺点。

7. 温和刺激方案适用于哪些患者？

（1）卵巢功能减退患者：如果患者的激素检查及 B 超的结果提示卵巢功能有减退趋势，我们通常不建议长方案。如高龄，有卵巢、输卵管手术史，长期盆腔炎性疾病等可能影响卵巢功能等；

（2）对促排卵药物敏感性较高患者：如果患者年轻且卵巢功能评估属于促排卵敏感型，长方案卵巢过度刺激风险大，医生也会建议选择温和方案，降低药物用量，尽量减少卵巢过度刺激风险；

（3）还有一部分女性不希望卵巢刺激过大，要求目标卵子数 5~8 枚，也适合选择温和刺激方案；

（4）针对以往有过"试管婴儿"治疗史，获得的卵子数虽多，卵子和胚胎评分较低，再次治疗希望改善卵子及胚胎质量，希望达到"少而精"的目的；

（5）希望降低治疗成本的夫妇：温和刺激方案用药量减少，费用有所降低。

8. 冷冻胚胎移植内膜准备方案？

影响 FET 成功率的关键因素包括胚胎的质量、胚胎和子宫内膜的同步性及内膜的容受性。胚胎就是一个小宝宝种子，而子宫内膜就是这个种子生根发芽的土壤。好的种子是先决条件，而合适的土壤种植环境是种子能够顺利发芽的保障，所以内膜的准备尤为重要。目前常用的 FET 内膜准备方案有：自然周期、微刺激周期和人工周期三种。

自然周期：理想的胚胎种植环境是模拟生理状态下自然周期种植窗的内膜，因此在大多数排卵正常的病人，仍然倾向于选择自然周期的冻胚移植，B 超监测卵泡和子宫内膜的发育情况，在卵泡成熟和内膜厚度达标时，用 hCG 触发自然排卵，以此计算胚胎移植的准确时间，配合轻松的黄体支持，较好地解决了内膜的同步性问题。近期国际上发表的综述文献，也认为自然周期冻胚移植的妊娠率和活产率更高，且药物费用少，更受欢迎。

微刺激周期：对于自然周期排卵不佳或不排卵患者，FET 可以选择微刺激促排卵方案，模拟自然周期单个卵泡发育的状态，以期获得相应同步的子宫内膜。我们的结果提示，对 PCOS 患者或排卵欠佳的患者采取微刺激方案做内膜准备获得了较好的胚胎种植率、临床妊娠率和活产率，对患者的内分泌状态干扰最小，经济简单易行。

人工周期：人工周期包括使用长效 GnRHa 降调节后激素"替代周期"和"直接替代周期"两种方案。人工周期适用于①排卵障碍也就是自然周期没有排卵的病人，特别是那种对促排卵反应不好的、长期持续性无排卵和顽固的多囊卵巢综合征（PCOS）的妇女，常用"人工周期"方案。②还有子宫内膜异位症患者，有时可能会建议 GnRHa 降调节控制病灶后用雌激素"替代周期"。人工周期激素替代的目的亦在于模拟自然周期的内分泌状态，需要在较长一段时间内用大剂量（6~8mg/天）的外源性激素，相对自然周期和微刺激周期，用药时间较长，药物费用较高。

总之，自然周期、微刺激周期和人工周期三种FET内膜准备方案，针对不同的患者各有优势，三种方案的临床妊娠率基本一致，约50%~60%，和新鲜周期移植相比没有差异，医生会根据患者个体情况建议合适的方案。

9. 常用促排卵药物介绍

促排卵药物需要每日注射，为了方便患者自己注射，减少反复到医院注射的次数、减轻注射痛苦，目前促排卵药物中rFSH和rLH都有了这种注射工具和相应的药物剂型（即"注射笔"）。促排卵药物可携带自助注射笔最佳的注射部位在腹部，避开脐周2cm左右即可。腹部皮下注射非常方便，自我注射，操作简单，并且腹部脂肪厚，疼痛感较轻，更重要的是利于药物的吸收，注射的时候需要注意左右两边交替，避免同一部位反复注射。下面简要介绍一下目前常用的两种注射笔的用法。

（1）注射笔剂量450IU/支：为预充式注射笔，每支笔第一次注射前需要排气25u，排气剂量为厂家赠送，如果每天注射剂量为75u，一支笔可以使用6次，注射剂量为150u，可以使用3次，依此类推。笔的运输和贮藏条件是2~8℃，首次开启后可于25℃或25℃以下最多放置28天，切勿冷冻。

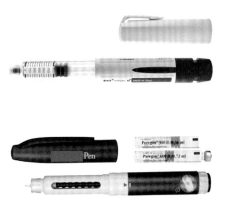

（2）注射笔芯剂量300或600IU/支：这种笔是由笔芯式药瓶和注射笔两部分组装而

成。与预充式笔的装置不同，笔芯的剂量为 300u 和 600u，每支笔芯第一次注射前需要排气 12.5u，排气剂量为厂家赠送剂量，一支笔芯用完直接可以更换另一支笔芯继续使用。笔的运输和贮藏条件是 2~8℃，冷藏保存，切勿冷冻，笔芯保存在外盒内，笔芯胶塞一旦被针头扎过后，必须在 28 天内使用。

注射笔方便携带，操作简单，按使用说明调好了剂量刻度，只要注射时将活塞杆推到底即可。且针头细小，皮下注射痛觉轻微，比起屁股上的肌内注射要舒服多了。促排卵方案中注射药物的使用一般要维持好几天，直到卵泡成熟。频繁的跑医院，在熙熙攘攘的人群中排队，四处寻找自己附近的注射地点，都不是一个良性的感受。

有的女性觉得自己时间多愿意上医院，或害怕自己操作失误影响效果，或懒得学习自我注射方法，不愿意接受注射笔的应用，其实都不可取。现代知识女性，应该学习和接受更便捷先进的治疗途径，节约时间和资源，自力更生，跟上时代的步伐。

10. 促排期间抽血 /B 超监测的时间？目的是什么？有哪些注意事项？

（1）监测时间：大约 2~4 天或者需每天到医院遵医嘱进行 B 超监测或抽血。

（2）阴道 B 超检查主要观察卵泡的数量和大小及内膜发育的情况；抽血化验主要监测激素水平的变化（主要包括雌激素、黄体生成素、孕酮水平）；医生会根据激素水平、卵泡发育状况调整促性腺激素的使用。

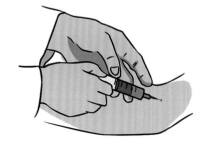

（3）阴道 B 超注意事项：阴道 B 超前排空小便，无需空腹，不要

穿连体裤。

（4）腹部 B 超注意事项：不适合阴道 B 超的患者可以行腹部 B 超，检查前需憋尿，无需空腹，不要穿连体裤。

11. 促排卵治疗中的常见问题

（1）促排后会不会减少卵巢的卵子？取卵后或取卵多会造成卵巢早衰吗？

生理情况下，机体内源性 FSH/LH 对卵泡发育优势选择的作用，仅有 1 个优势卵泡发育并排卵，而其他小卵泡闭锁，从而停止发育。促排卵治疗中，使用外源性促性腺激素促使那些本来在自然周期应该停止发育的卵泡同时发育，得到多个卵子。所以，理论上使用促性腺激素不会造成卵巢早衰，也不会减少卵巢的卵子。

（2）促排的卵子少是不是卵的质量不好？促排的卵子越多越好吗？

在 IVF 过程中，如果获卵数过少，有的患者卵子质量低，可供移植的胚胎数目就少，甚至有无胚胎可移植的风险，但获卵数少并不等于卵的质量差。反之，也不是获卵数越多就越好，获卵数越多，导致卵巢过度刺激的风险越高。一般来说，获卵数在 10~15 个较为理想。足够的获卵数是获得可移植胚胎的前提，而卵的成熟与质量才是获得妊娠的关键。

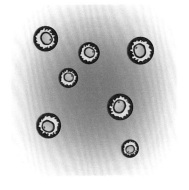

（3）促排卵用药期间，监测卵泡时发现有一个卵泡发育过快，为什么要进行穿刺？

在控制性卵巢刺激过程中，偶尔会出现卵泡发育不同步、卵泡大小不一的情况，而卵泡的不同步发育会影响胚胎发育潜能，最终影响妊娠结局。因此，对个别发育不同步的大卵泡进行穿刺抽吸，有利于其余卵泡同步发育进而获得更好的妊娠结局。

（4）促排卵用药期间，白带增多，是不是排卵了？

并不是。正常情况下，阴道内的分泌物受体内雌、孕激素水平的影响。排卵期雌激素阴道分泌物多、稀薄、拉丝明显，有利于精子的通过。试管婴儿治疗过程中应用促排卵药，使得多个卵泡发育，因此体内雌激素水平也高于正常生理周期，因此也可能出现白带增多的情况。特别是在接近排卵期时，也就是取卵前，自然可能出现白带比较多的现象，并不用担心是排卵。

但如果同时有白带异味、外阴瘙痒等情况，需要及时告知医生，检查是否有阴道炎。

（5）促排卵用药期间有哪些注意事项？

促排卵治疗是试管婴儿治疗中的关键步骤，因此一些女性朋友在此期间非常紧张、焦虑。但其实过分的焦虑、紧张情绪反而会影响卵泡的生长发育，因此，在促排卵用药期间最重要的就是保持良好的身心状态，避免过度紧张焦虑。

对日常生活、饮食其实都没有什么特殊的要求。跟正常备孕的女性相似，尽量规律作息、健康饮食，就可以了。

要记得按时返院监测卵泡生长情况、遵医嘱注射促排卵药物。同时由于促排卵治疗后卵巢体积远大于生理水平，要注意避免剧烈运动或者突然的体位改变，但并不影响日常的生活起居。

（6）促排卵后腹部隐隐胀痛，是不是有什么问题？

有些女性反映在促排卵治疗过程中会出现小肚子隐隐作痛，甚至比较剧烈的疼痛，会担心是不是有什么问题。促排卵药物作用下，会有多个卵泡发育，卵巢体积也就远大于自然生理状态。增大的卵巢可能会刺激引起疼痛，一般为坠胀痛，不太剧烈，可以忍受，一般不必过分担心。

　　不过需要注意的是，一些导致腹痛的情况是需要紧急处理的，例如卵巢扭转，通常疼痛比较剧烈、绞痛，并可能伴有恶心、呕吐、肛门坠胀等。如果促排卵治疗过程中出现轻微的腹痛并不必特别担心，但若出现剧烈腹痛，就需要及时就医。

12. 是不是只有一个卵成熟，就一定能取出并受精呢？

　　不是这样的。取卵的过程是比较复杂的，如果只有一个卵成熟，取不出来的可能性是存在的。有时卵子周围的颗粒细胞不松散不脱落，用很多培养液使劲冲也不一定能取出来。因此医生不能保证一定能取到卵，由于个别患者的卵可能还存在质量问题或者存在空卵泡的可能，即使取到卵，也不能保证 100% 的受精。

二、取卵、取精

1. 注射 hCG 的作用是什么？

　　注射 hCG 的作用是促进卵子的最终成熟。一般在注射 hCG 后 36~38 小时取卵，所以取卵时间是根据 hCG 注射时间来进行。

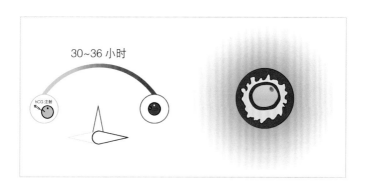

2. 取卵后可能出现的并发症有哪些?

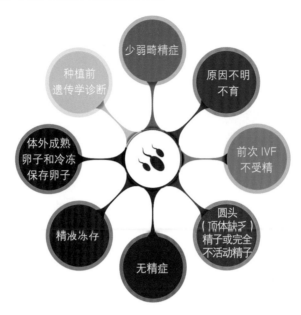

3. 什么是卵浆内单精子注射（ICSI）?

卵浆内单精子注射（ICSI）是直接将精子注射入卵子内以帮助卵子受精的显微技术。

4. 卵浆内单精子注射（ICSI）的适应证有哪些?

适应证有：①少弱畸精症；②原因不明不育；③前次 IVF 不受精；④圆头（顶体缺乏）精子或完全不活动精子；⑤无精症；⑥精液冻存；⑦体外成熟卵子和冷冻保存卵子；⑧种植前遗传学诊断。

5. 什么是未成熟卵细胞体外成熟（IVM）?

是指卵泡期处于生发泡阶段的卵丘 - 卵母细胞复合体取出在特定的环境中进行培养，使卵母细胞能在短时间的自发完成由生发泡期向第二次减数分裂中期的成熟过程。

6. 卵母细胞体外成熟（IVM）的适应证有哪些？

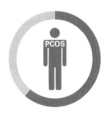 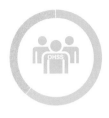 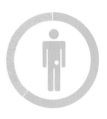

PCOS 患者　　　　　OHSS 高危人群　　　因肿瘤等各种原因不适宜或
　　　　　　　　　　　　　　　　　　　　　不愿行促排卵的患者

7. 精液处理的目的是什么？

①达到符合要求的精子密度或精子悬液体积；②减少或去除精浆内的前列腺素、抗精子抗体、致病菌、免疫活性细胞等，防止精液中的前列腺素进入宫腔内导致引起子宫痉挛性收缩，产生剧烈腹痛、恶心、甚至低血压等不良反应；③降低精液的黏稠度；④再次促进精子的获能，改善精子的受精能力。

8. 患者取卵后应注意哪些内容？

（1）取卵术后卧休息，第一次下床活动或如厕时必须有家属陪同，慎防跌倒。

（2）麻醉未清醒前请勿进食，清醒后请进食清淡易消化食物。

（3）麻醉后 24 小时内禁止驾车等机械操作。

（4）取卵术后轻翻身活动，避免剧烈运动（避免卵巢扭转及腹腔内出血）。

（5）如出现腹痛、胃痛、阴道出血（出血量大于月经量）少尿等不适现象，请来院就诊。

（6）卵泡多的患者请注意尿量，24 小时尿量保持在 1500~2000ml 左右，注意轻翻身、活动。

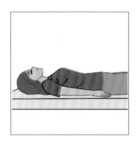 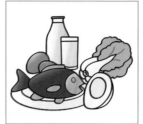 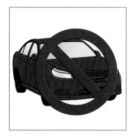

9. 应用促排卵药物治疗后，会出现卵巢过度刺激综合征吗？

不是一定会出现。卵巢过度刺激综合征是发生在促排卵后黄体阶段或妊娠早期的并发症，其发生与所用促排卵药物种类、剂量、治疗方案、病人的内分泌情况及是否妊娠等因素有关。

10. 取卵后会出现受精失败的情况吗？什么原因导致的？

取卵后可能会出现受精失败的情况，多种原因可能造成受精失败，具体原因咨询门诊医生。

11. 取卵、取精后的体外受精过程是怎样的？

取卵后将处理后的精子与卵子放在同一个培养皿中共同培养，可在显微镜下观察受精情况，若精子数量太少等情况，无法自然受精，则需要做显微注射法受精。

12. 取卵后为什么会出现腹水？

一些患者在促排卵治疗后，随着雌激素水平升高，血管通透性会增加，就可能会出现腹水。这是 IVF 治疗过程最常见的并发症之一，需要及时到医院就诊。

13. 取卵后出现肚子疼、胀是怎么回事，是否影响后面的移植？

因为穿刺取卵对身体来说是一种刺激，取卵术后卵泡表面的颗粒细胞还会继续分泌，卵泡还会增大，甚至还有一些腹水的产生，所以有些人觉得肚子有点胀或疼。胚胎移植前如有严重不适请及时到医院就诊，医生会根据患者的症状、胚胎情况给予建议。

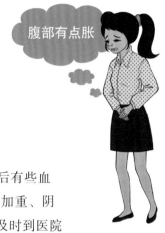

腹部有点胀

14. 取卵后有些血性分泌物正常吗？

这是有可能的，如果在取卵或移植后有些血性分泌物，不用太担心，如果出现腹疼加重、阴道出血多，多于月经量等严重不适，请及时到医院就诊。

15. 取卵会不会对以后的卵巢功能有影响？

取卵后卵巢需要一段时间恢复至取卵前状态，一般对以后的卵巢储备功能没有影响。

16. 卵巢储备功能是指什么？

卵巢储备功能是指卵巢皮质区内能生长、发育、形成可受精卵泡的存留卵泡的数量和质量，主要反映女性潜在的生育功能。

17. 取卵术前女方常规检查项目有哪些？

免疫十一项、乙肝五项、艾滋病、梅毒、丙肝、生化组合、血型、胸片、甲功、TCT、血常规、尿常规、凝血功能、心电图。

18. 男方长时间不排精，取精时是否精子质量会更好一些？

这在临床上是行不通的。如果太长时间不排精，会导致精液密度特别高，精子的活力就会受影响。所以 3~7 天排 1 次精是最好的。

19. 取卵这一环节，应该配合使用什么药物吗？

（1）口服抗生素药物预防抗感染治疗；

（2）如果计划新鲜周期移植，需要使用黄体支持类药物，使用期间不得随意停药，按医嘱进行使用。

20. 女方取卵前可能会出现哪些情绪变化？怎样进行调节？

取卵前患者大多数会有焦虑、担心和恐惧等情绪变化。担心取不到卵子，担心后续治疗的不确定性，害怕取卵手术疼痛，害怕怀不上孕等等。那么针对这些情绪变化我们怎样进行调节呢？首先我们提供一个安静的环境，与患者一起坐下来，然后请患者聊聊引起她焦虑、担心和恐惧的问题。告知患者试管婴儿的治疗基本上都是在我们可以控制的范围内进行的，只要遵守医嘱，配合医生和护士完成每一步治疗，绝大多数的患者都能取出卵子。当然每个患者的疾病都有其特殊性，偶尔会有特殊状况的患者取不出卵子，那只占有极少的比例。希望我们能顺利取出卵子。取卵手术都是由经验丰富的医生来完成，是在麻醉下进行的，麻醉师会全程监护，如果患者感觉到疼痛了，麻醉师会随时给药的，所以取卵手术患者一般都不会感觉到疼痛。基本上所有的患者都能耐受，这一点您就不用害怕了。

我们给您提供几种简单的放松的方法：①夫妻之间敞开心扉的交流，把彼此的焦虑、恐惧和担心都说出来，夫妇双方一起共同面对问题，不仅对夫妇双方起到疗愈的作用，还增进了夫妻之间的感情，更加有利于治疗的结局；②可以分散一下注意力，找一些感兴趣的事去做；

③病友之间建交流平台，大家互相鼓励互相支持；④听一听舒缓的音乐等等。只要能放松自己心情的事情都可以去做。如果以上这些都没有起到作用可以去找专业的心理咨询师做疏导。

21. 患者取卵后可能出现哪些情绪变化？怎样调整？

取卵后患者经常出现焦虑、恐惧和担心等情绪变化。主要是对后续治疗未知性的焦虑和担心。对治疗结局的担心和恐惧等。首先就患者担心的问题给以反复解答，告诉患者本生殖中心的妊娠率，增加患者对治疗结局的信心。取卵后我们的治疗已经完成了一半，给自己点个赞吧！我们都很棒！接下来我们放松心态，听听舒缓的音乐，找几个说得来的病友聊聊天，互相倾诉一下，保证充足的休息，加强营养，多吃点高蛋白、易消化的食物为胚胎移植做好准备。如果您还是紧张，甚至失眠，可以找专业的心理咨询师做一下咨询。现在国内许多生殖中心都有心理咨询室并配有专业的咨询师为患者提供心理支持。

22. 患者自行注射 hCG 时可能出现哪些问题？出现问题后怎样处理？

在许多生殖中心没有病房，患者不需要住院，注射 hCG 的任务就由患者自己完成。自行注射 hCG 时有可能出现一些问题，如果出现了以下问题我们不要慌张，按照我们告诉大家的方法补救，把损失降到最低，希望获得满意的治疗结局。

（1）未按医嘱的时间注射 hCG（提前或者延迟）这种事情必须在取卵前告知主管医生，医生会根据您打针的时间变动取卵时间。

（2）注射 hCG 失败（包括剂量出错或未注射 hCG 或注射方法错误导致）如果您对自己注射 hCG 有任何疑问，第二天必须来医院进行 B 超监测和激素检测，以决定是否补打 hCG 或还是按照原治疗计划完成治疗。

23. 取卵后患者麻醉未清醒时有哪些注意事项?

取卵手术一般都在麻醉下进行,取卵后需要在手术室内观察,等患者完全清醒后,没有异常情况才可以离开手术室。我们主要注意观察以下几点:

(1)患者未清醒时我们会注意保护其安全,防止发生坠床。下床活动时注意防止跌倒。

(2)观察患者意识是否清醒,血压、呼吸、脉搏、体温及阴道出血等情况。

(3)未清醒前患者要保持平卧位,头偏向一侧,保持气道通畅,防止呕吐引起窒息。

24. 取卵后什么情况下不能移植? 为什么?

每个患者都是独立的个体,治疗上也会有差别,治疗的最终目的是获得满意的治疗结局,提高妊娠率,减少并发症带来的损伤。对于影响治疗结局的因素我们需要先做个预处理。比如出现以下情况时我们需要先处理当下的问题,再进行移植。

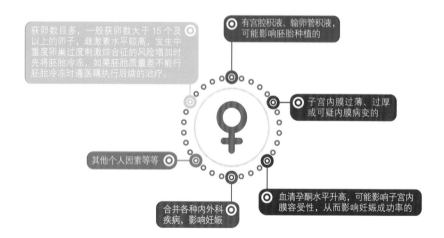

25. 取卵后开始黄体支持,目前共有几种黄体支持用药? 各有什么特点? 适用什么样的人群? 各种黄体支持用药的使用方法和注意事项?

黄体支持目前主要有三种给药途径:阴道用药,肌内注射,口服给药。

(1)阴道给药方便快捷,且无肌注痛苦,容易为患者接受。而且根据生殖中心的数据统计,阴道凝胶用药后的妊娠率与其他黄体支持药物相当,也并不增加流产率。其用法和用量,使用前注意手卫生及外阴卫生。阴道凝胶常温保存,用前先握住大头将凝胶甩至小头尖部,将小头插入阴道三分之二或二分之一,用力挤压大头,停5秒钟,挤出凝胶后拔出时不要松手。用完凝胶后即可下床活动,建议每天早晨用药。

(2)肌内给药的黄体支持用药有黄体酮注射液和注射用绒促性素(hCG)。黄体酮注射液为油剂,且注射量较大,存在药物局部吸收困难现象,注射部位容易发生硬结,严重者形成脓肿,因此注射黄体酮时应深部肌内注射,两侧臀部轮流注射,如有硬结或瘢痕要避开。注射部位可进行局部热敷,生马铃薯片轮流敷贴以减少硬结形成,促进药物吸收,热敷时温度要适中,避免烫伤。监测妊娠试验前7天停用hCG,以免影响验孕结果。

(3)口服黄体酮简单方便但生物利用度低,经常会作为黄体支持的辅助用药。也可用于自然周期的黄体支持。某些口服黄体酮会引起患者嗜睡、头晕等副作用,建议服用此药后谨慎开车出行,尽量选择在睡前服用。

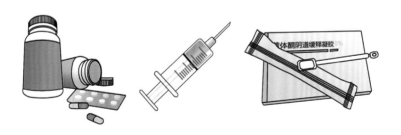

26. 取卵后出现腹痛、腹胀或有腹水等卵巢过度刺激的症状是否会影响移植？这些症状大概多久会改善或消失？饮食和运动方面有哪些建议？

我们先介绍一下什么是卵巢过度刺激综合征（OHSS），它是一种人体对促排卵药物产生的过度反应，主要临床表现是由双侧卵巢增大、恶心、呕吐、体内雌激素过高。毛细血管通透性增加引起胸水、腹水等。

OHSS 发病机制目前不明确，临床上缺乏明确有效的治疗方法，大多是对症支持治疗为主，最大程度的改善症状，避免病情进一步恶化。

OHSS 的表现形式有早发型 OHSS 和晚发型 OHSS 两种。早发型一般多发生在注射 hCG 后 3~7 天左右，多是与卵巢对促性腺激素的反应有关系。晚发型 OHSS 一般多发生在注射 hCG 后 12~17 天左右，与移植后妊娠身体内产生 hCG 相关。晚发型的 OHSS 症状相对于早发型的 OHSS 症状更严重一些。如果没有怀孕，大部分不舒服的症状大多在 10 天左右就缓解了。如果怀孕了，症状会持续时间长一些，在一般 4~6 周左右时间，如果是多胎妊娠，体内 hCG 水平更高，则持续时间会更长。

OHSS 的治疗主要依据患者临床表现、超声检查和血液生化检查。轻度的 OHSS 一般不需要住院，只需要注意休息，避免剧烈的运动及突然体位改变，防止发生卵巢扭转或卵巢破裂；生活上注意避免长期卧床，注意四肢活动，防止形成血栓；密切观察尿量变化，如果出现尿量减少，或出现心悸、呼吸困难、肢体麻木等不舒服的症状必须马上到医院就诊。

OHSS 是辅助生殖技术中心比较严重的并发症，同时也是一种自限性疾病，我们只要密切观察症状变化及时处理并发症即可。中、重度 OHSS 需要住院观察治疗。对移植前已出现严重 OHSS 倾向的患者建议取消本周期新鲜胚胎移植，将优质胚胎冷冻保存，休息 2 个月后待症状缓解，进行冷冻胚胎移植。

生活上患者应注意休息，避免体位剧烈改变或重体力劳动，以防止发生卵巢扭转。注意活动四肢，经常按摩小腿和足部，防止血栓形成；

饮食上鼓励患者少食多餐进食高蛋白、高维生素，清淡、易消化食品，避免生冷、油腻辛辣的食物，防止发生腹泻。

27. 取卵后什么时间移植？

取卵后如果有可利用胚胎一般在受精后第三天进行卵裂期胚胎移植，也可在受精后第5~6天进行囊胚移植。具体情况因人而异。

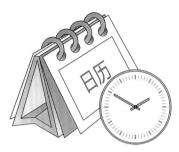

28. 取卵后排尿困难是什么原因？如果出现血尿怎样处理？

取卵后排尿困难可能与麻醉和黄体支持药物有关，可能和取卵术中损伤膀胱和输尿管有关。正常情况下，膀胱的位置在耻骨后盆腔内，取卵时不容易对膀胱造成损伤，但是当患者有盆腔粘连造成卵巢位置发生改变时就有可能损伤到膀胱。发生排尿困难或血尿。如果发生血尿了请不要太紧张，我们需要密切观察患者病情变化，监测血压、脉搏、呼吸、心率，记录24小时出入量，定期做血、尿常规的检查。排尿困难的留置尿管，密切观察尿液的量、颜色等变化，鼓励病人多喝水排尿，如果有新鲜出血及时通知医生和护士。根据患者病情补充血容量维持水电解质平衡，预防性静脉滴注抗生素，预防感染。如果血尿症状一直未改善，请泌尿科医生会诊。

29. 取卵后受精方式有哪些？根据什么来决定受精方式？

（1）常规体外受精与胚胎移植（IVF-ET）俗称一代试管婴儿，是培养室人员将不孕症患者夫妇的卵子与精子分别处理后，将精子和卵子按照比例放到培养皿中，精子和卵子自行结合并发育成胚胎，然后医生将胚胎移植入患者宫腔内以实现妊娠的方法；

（2）卵细胞胞质内单精子显微注射（ICSI）：是在显微操作系统的帮助下，在体外直接将单个精子注入卵细胞胞质内使其受精，培养成胚胎后将胚胎移植入患者宫腔内以实现妊娠的方法。

受精方式的选择与男方精子数量，活力、受精能力及女方卵子质量、年龄等有关，一般我们会根据按照辅助生育治疗指南上的相关规定执行。

30. 取卵后并发症有哪些？什么样的情况可以进行观察？什么样的情况患者必须到医院就诊？

提到这个问题您一定很紧张，咱们先放松一下心情，我们都知道任何事物都有两面性，接受了对我们有利的一面的同时也接受对我们不利的一方面。我们都希望每一位患者治疗过程顺利，治疗结局满意。但是疾病治疗过程存在着很多未知性和不确定性，我们只有保持 种平和的心态对待将发生的事情，我们的治疗结局才会向积极的方向发展。就像取卵后并发症都是我们不愿意面对却也无法逃避的事情，下面我们把最典型的几种并发症跟您介绍一下，利于我们后续的治疗和观察：

（1）取卵后阴道出血：超声引导下取卵术属于微创手术，操作简单，风险较低。取卵后护理人员除了密切观察患者全身状况以外会安抚患者，做好宣教，如果出现面色苍白、头晕、心悸、腹痛等症状及时到医院就诊，行阴道超声检查。

（2）膀胱损伤：处理方法同上。

（3）感染：感染是取卵术后并发症之一，如果取卵后患者出现腹痛、体温升高、寒战等不适并伴有腹痛、不能触碰时应立即到医院就诊并给予相应的治疗。

31. 取卵后受精失败大概有哪些原因？有哪些处理方法？患者能做什么？

受精失败原因有精子因素、卵子因素等等，有些情况下甚至并不能明确原因。失败后处理方法：如果观察卵成熟，可以进行补救 ICSI 受精。调阅患者病历进行病历讨论，促排卵方案讨论，改变受精方式等。若本周期治疗失败夫妇双方均需放松心情，改变不良的生活方式，遵医嘱用药，期待通过努力能提高精子和卵子的质量，多与医生沟通和交流，为下一次助孕治疗做好准备。

32. 取卵后卵子质量差有哪些原因？怎么处理？

取卵后发现卵子质量差，一般与以下几种因素有关系：

（1）年龄：我们都知道随年龄的增长，卵巢储备功能下降，卵子质量也是下降的。

（2）子宫内膜异位症：子宫内膜异位症可能会影响卵子数量及质量。

（3）肥胖、代谢异常：这些问题会导致胚胎生长微环境改变，进而流产率增高。

（4）卵巢的损害：卵巢及输卵管手术后，血管遭到破坏，引起了卵巢血液供应不足造成卵子质量下降。不良生活习惯、接触有毒物质会影

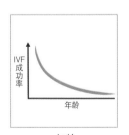

年龄

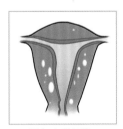

子宫内膜异位

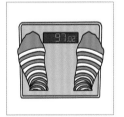

体重过轻或过重肥胖

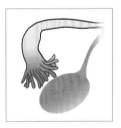

卵巢储备功能

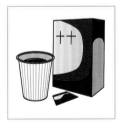

生活方式

响卵巢功能，从而影响卵子质量。

（5）遗传因素

（6）感染：生殖泌尿系统发生感染时会产生不良的因子，影响卵泡发育的环境，进而使卵子质量降低。

（7）生活方式：不健康的生活方式使女方内分泌调解紊乱，不利于卵泡正常发育，从而影响卵子质量。

处理方法：与医生沟通，针对患者情况进行治疗和用药。女方应保持良好的生活习惯，学会释放压力和不良情绪；进行适当的体育锻炼，保证良好的睡眠；注意饮食调节，避免暴饮暴食，多吃豆制品，此外改善日常生活环境，避免接触有毒物质。

33. 取卵前患者突然出现腹痛有可能是哪些原因？怎样处理？

可能发生了卵巢扭转或有妇科炎症如盆腔炎、排卵痛、肠痉挛等。出现此情况后应立即通知医生，询问病史，密切观察病情，先行 B 超检查，若发生卵巢扭转，试行用体位和手法复位结合的方法处理，复位后密切观察，若腹痛无好转，必要时需手术治疗。若无卵巢扭转迹象，根据患者疼痛程度，性质，部位做出相应的判断并继续观察病情。

34. 男方行附睾穿刺或睾丸穿刺取精时有哪些注意事项？逆行射精患者取精时有哪些准备？如果出现取精困难怎样处理？

（1）术前需做内分泌检查及染色体检查，注意休息加强营养。签署知情同意书，了解手术过程及风险。术中患者需排空膀胱，取仰卧位，积极配合医生完成手术。术后注意观察穿刺点情况，发现异常，及时联系医生处理，术后适当休息，2 周内禁止性生活，保持外阴清洁干燥，按时服用抗生素预防感染。

（2）逆行射精患者需要禁欲 3~7 天，留取精液前日 20：00 和当日 8：00 口服碳酸氢钠洗净双手，然后手淫法取精，射精后排尿，收集尿液和精液的混合液于无菌杯中，马上送进培养室处理分离出精液。

（3）对于取精困难患者应安排特别安静的环境。可让其妻子帮忙完成取精。若取精失败，让患者咨询男科医生，遵医嘱使用药物后再次尝试取精。若以上方式均失败，可行睾丸穿刺或活检手术取精。

三、胚胎移植

1. 黄体支持的目的是什么?

进行辅助生殖技术治疗的女性在促排卵阶段使用药物刺激卵巢或进行取卵操作，会导致黄体功能不全，因此需要进行黄体支持治疗，以保证妊娠过程安全顺利进行。如黄体功能不全，会造成流产风险增加。

2. 黄体支持药物作用有哪些?

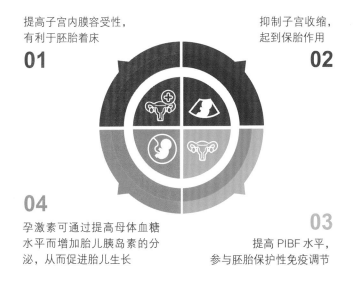

提高子宫内膜容受性，
有利于胚胎着床
01

抑制子宫收缩，
起到保胎作用
02

04
孕激素可通过提高母体血糖
水平而增加胎儿胰岛素的分
泌，从而促进胎儿生长

03
提高 PIBF 水平，
参与胚胎保护性免疫调节

3. 胚胎移植后如何确定怀孕? 如确诊怀孕还需做哪些检查?

胚胎移植以后从次日开始算第 1 天，第 13 天在家中可用早孕试纸测试是否怀孕，无论结果如何，第 14 天都需抽取血 hCG 化验最终判断

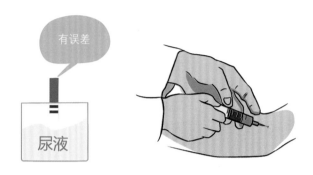

是否怀孕。

如确诊怀孕，在胚胎移植后第 21 天复测血 hCG（第 14 天及第 21 天血 hCG 均需在同一家医院测试），胚胎移植后第 30 天到医院做阴道 B 超检查，确认孕囊位置、发育情况；如果孕三胎或三胎以上须到医院减胎，以保障孕期安全。

4. 多胎妊娠的定义是什么？

多胎妊娠是指一次妊娠同时有两个或者两个以上的胎儿。

5. 什么是囊胚培养？

是指胚胎到特定的培养液中培养至囊胚阶段再进行宫腔内移植的一种辅助生殖技术。

6. 所有患者的胚胎都需要进行囊胚培养吗？

不是所有患者的胚胎都需要进行囊胚培养。医生会根据患者具体病情及胚胎情况进行个体化建议。

7. 胚胎移植后必须躺着吗？一个小时够吗？

国外研究表明，胚胎移植后立即下床活动和躺 1 个小时再下床活动，没有差别。因此，建议患者移植后平躺休息一会儿，就可以下床活动，另外，应避免过度躺卧，防止血栓形成。

8. 卵巢过度刺激综合征的高危因素有哪些？

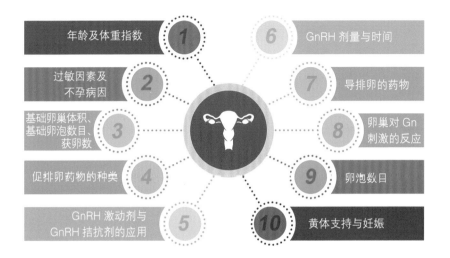

1　年龄及体重指数
2　过敏因素及不孕病因
3　基础卵巢体积、基础卵泡数目、获卵数
4　促排卵药物的种类
5　GnRH 激动剂与 GnRH 拮抗剂的应用
6　GnRH 剂量与时间
7　导排卵的药物
8　卵巢对 Gn 刺激的反应
9　卵泡数目
10　黄体支持与妊娠

9. 卵巢扭转的诱发因素有哪些？

（1）卵巢过度刺激反应导致卵巢囊性增大，可诱发卵巢扭转。

（2）体位改变过快可诱发卵巢扭转。

（3）随妊娠子宫增大，卵巢位置相应变动，亦可引起卵巢扭转。

10. 卵巢扭转的临床表现有哪些？出现相应症状该怎么办？

①临床表现：以下腹疼痛为主要表现，患侧疼痛更为明显，疼痛可以放射到患侧、背部或大腿，伴有恶心、呕吐、腹泻等，部分可能出现肛门坠胀。②出现上述症状及时到医院就诊。

11. 胚胎移植后患者饮食方面应注意哪些？

饮食方面：营养均衡，多吃易消化食物，少吃辛辣、过冷的食物，防止饮食不当引起腹泻。根据生理需要及时补充水分。

12. 第一次试管婴儿失败后，多长时间可以启动促排卵周期？

一般是 2 个月后，医生会根据患者的具体情况，如子宫内膜状态，卵巢恢复情况，激素水平等决定再次启动促排卵周期。

13. 进行单胚胎移植有何优点？

单胚胎移植能够防止多胎妊娠、减少妊娠并发症、减少辅助生殖技术并发症、避免减胎术带来的风险并能降低并发症的治疗费用。

14. 哪些患者不适合新鲜胚胎移植？

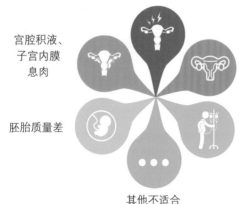

卵巢过度刺激综合征（OHSS）高风险，hCG 日孕酮高

宫腔积液、子宫内膜息肉

子宫内膜薄或过厚

胚胎质量差

突发性疾病，如突发性感冒、腹泻、尿道炎、或者取卵后卵巢损伤等

其他不适合怀孕的情况

15. 什么是植入前胚胎遗传学诊断（PGD）？

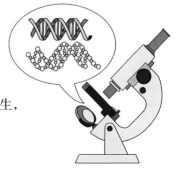

植入前胚胎遗传学诊断（PGD）是指通过植入前对胚胎进行遗传学分析，选择优质的胚胎，避免遗传病的发生，克服产前诊断的缺陷。

16. 植入前胚胎遗传学诊断（PGD）的适应证有哪些？

植入前胚胎遗传学诊断（PGD）的适应证有：①单基因病；②染色体数目异常筛查；③染色体平衡易位夫妇胚胎染色体分析；④性别诊断。

17. 辅助孵化患者的适应证有哪些？

辅助孵化患者的适应证有：①胚胎透明带厚；②高龄患者；③数次胚胎移植未妊娠；④解冻胚胎。

18. 胚胎移植前有哪些注意事项？

心理准备：放松心态，保持轻松的心情，避免过度精神紧张。

饮食方面：正常进食，适量饮水。

其他：如胚胎移植后有血性分泌物正常吗？

胚胎移植后有血性分泌物属于正常情况，不用担心。如果您一直有出血，多于月经量，腹痛严重等情况，请及时到医院就诊。

19. 胚胎移植后便秘怎么办？

试管婴儿胚胎移植后需使用孕酮类药物保胎，加之患者少动多静，饮食方面较为细致，肠蠕动减少，有时会出现便秘。轻时可以通过调整饮食结构予以纠正，如多吃蔬菜水果，高纤维饮食，适量走动，避免过度卧床休息。如果便秘时间较长，以上方法不能减轻症状，请及时到医院就诊。

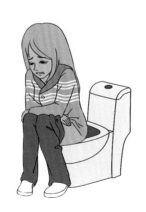

20. 胚胎移植后肚子胀、体温高说明着床成功了吗？

这是不一定的，在等待验孕的这一段时间里，需要患者保持平和心态，不要过度关注体温，移植后 14 天的抽血 hCG 检查才能确定是否怀孕，所以这一阶段更需要患者的耐心等待，切忌大喜大悲。

21. 胚胎移植后一点反应也没有是否意味着没有成功？

胚胎移植后一般无特殊反应，在等待验孕的这一段时间里，需要您保持平和心态，切忌患得患失，移植后 14 天的抽血 hCG 检查才能确定是否怀孕，所以这一阶段更需要您的耐心等待。

22. 胚胎移植后能不能上班？

胚胎移植后，是可以正常上班的，但是需要注意的是，需要避免重体力活动及过度劳累的工作，避免剧烈运动。

23. 我能选择胚胎移植一个男孩或女孩吗？

试管婴儿的治疗其实是和自然受孕一样的，无法选择胎儿性别，我们也不能提前了解胎儿的性别。而且根据国家相关法律规定，是不能选择性地给您移植一个男孩或女孩，希望能理解。现在男孩女孩都一样，都是您自己孕育的孩子，只要宝宝健康，您都会感到高兴的。

24. 胚胎冷冻保存的时间限制是多久？

胚胎冷冻目前无时间限制。

25. 胚胎移植操作是否会影响成功率？

医生胚胎移植都是规范操作，胚胎移植成功率与患者自身状况及胚胎质量有关。

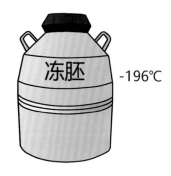

冻胚　-196℃

26. 什么是辅助孵化技术？什么样的人群适合此项技术？是否会增加妊娠率？

胚胎辅助孵化技术是人为地将胚胎的部分透明带削薄，从而有利于胚胎从透明带薄的地方孵化出来，以增加胚胎在子宫内膜着床的机会。

临床研究表明胚胎辅助孵化可能有助于以下情况的患者提高妊娠率：

（1）多次治疗周期失败

（2）胚胎的形态学不佳，包括：透明带厚度大于等于 15μm；发育速度慢（第三天胚胎的卵裂球数少于 5 个）

（3）年龄大于等于 38 岁

（4）针对以上几类人群，本中心的统计结果是，同等条件下实施辅助孵化技术的人群妊娠率提高大概 5 个百分点。

27. 患者在什么情况下不适合做胚胎移植？

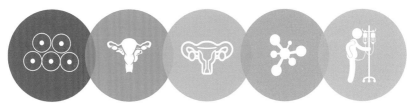

患者获卵数目多，伴有腹胀、恶心、呕吐、胸水、腹水等症状。可能发生中重度卵巢过度刺激综合征时

宫腔积液，输卵管积液，可能影响胚胎种植时

子宫内膜过薄过厚或可疑内膜病变，可能影响胚胎种植时

血清孕酮水平升高，可能影响子宫内膜容受性，从而影响妊娠成功率时

合并各种内外科疾病，降低妊娠率时

28. 患者胚胎移植后的并发症有哪些？哪些情况可以自行观察？哪些情况必须到医院就诊？

患者移植后的并发症主要有卵巢过度刺激综合征，卵巢扭转，多胎妊娠，异位妊娠和阴道出血等。

移植后腹痛：轻微的腹痛一般不要紧。可能与前期促排卵治疗时卵巢增大，激素水平增高，取卵后激素水平波动较大有关系。如果病人总觉得有腹痛，又查不出来器质性原因那可能与不孕患者的人格特质也有关系，中国的传统观念根深蒂固，"不孝有三，无后为大"这个紧箍咒使不孕患者大多数比较敏感，易过多关注腹部这一亩三分地，有句话说得好，"关注即事实"慢慢就真成了事实了。但如腹痛的症状逐渐加重或突然发生的剧烈腹痛，应立即去医院就诊。

移植后出血：首先要判断出血的部位。常见的情况有：取卵后针孔出血。一般出血不会太多，观察即可；宫颈及阴道炎症可有少量血性分泌物，一般这种情况不需处理；如出血较多，持续时间较长，应及时到医院就诊，必要时行 B 超检查，必要时住院观察。如果出血较多，≥月经量并伴有腹痛时则要立即就近医院就诊，排除异位妊娠可能。

移植后腹胀胸闷：腹胀胸闷症状也会在试管移植后出现，多与注射黄体酮，肠蠕动减少，过度紧张绝对卧床休息有关。移植后适当休息 2~3 天，就可以上班，只要不干重体力劳动，避免增加腹压的活动即可。如果取卵过多，就应多加注意。警惕出现卵巢过度刺激综合征（OHSS），严重者可有恶心呕吐，腹痛，胸水、腹水，少尿等状况，如症状逐渐加重，应立即去医院就诊。

移植后便秘：移植后出现便秘的症状可能与患者移植后担心不能怀孕，减少了活动，使肠蠕动减少有关。另外体内孕激素水平高时肠蠕动也减慢，这也是发生便秘的因素之一。便秘症状较轻时可以通过调整饮食结构予以纠正，如多吃蔬菜水果，高纤维饮食，适当活动，避免过度卧床休息。如果便秘时间较长，以上方法不能减轻症状时，可遵医嘱服用缓泻药，服用前注意看一下说明书，孕妇是否有禁忌。

29. 患者胚胎移植后为什么定期进行随访？随访的意义是什么？

定期接受随访是为了保证患者的妊娠率和医疗安全性，指导医务人员及时处理不良情况从而不断改进治疗方案，提升医疗水平。这也是卫生部关于辅助生殖技术规范中的要求。

经研究表明对接受 IVF-ET 治疗的患者进行定期电话随访和健康教育，根据患者各个阶段出现的心理和健康问题给予相应的指导，可帮助患者顺利度过妊娠期，提高患者依从性，从而降低早产率，提高健康新生儿分娩率。

30. 什么是单囊胚移植？

单囊胚移植就是在取卵后第 5~6 天移植一枚囊胚。单囊胚移植在保证妊娠率的同时，可以有效地降低多胎妊娠、异位妊娠的发生率。最大限度地减少了胎儿和产妇的危险。

31. 患者胚胎移植后 12~14 天血 hCG 达到多少提示怀孕？如果血值低有可能会出现哪些状况？患者怎样处理？出现什么症状需要来院就诊？

对于血 hCG 监测指标，每个医院依据的检测单位标准不同，建议遵医嘱保胎治疗即可。血 hCG 值低可能与胚胎着床时间延后有关，也有发生生化妊娠或宫外孕的可能。患者应在医生的指导下观察血 hCG 值变化和进行 B 超监测。如果患者出现恶心、呕吐、腹痛、阴道出血、晕厥、面色苍白等情况时应及时来医院就诊，明确诊断及时治疗。

视频 2　促排卵治疗

视频 3　黄体支持　　　　视频 4　新型预充注射笔操作

第三部分　人工授精

1. 什么是人工授精?

　　生理情况下，丈夫通过射精将精液运送至女性的生殖道中。人工授精是常用的辅助生殖技术之一，是指通过非性交的方法，将体外优选过的精子注入女性的生殖道内，精子可以是来自丈夫的，也可以是来自供精者的。精子和卵子在体内自然结合，并种植在子宫腔而怀孕。由于此项技术操作简单、费用低、并发症少，且其受精部位在输卵管内，更接近自然怀孕，容易被患者接受，所以在临床上是不孕症患者常见的治疗方法之一。

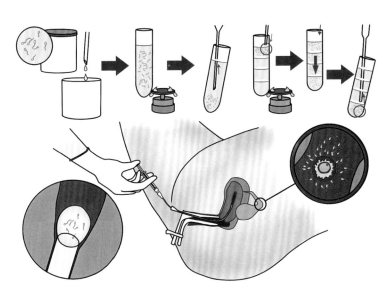

2. 人工授精，按精子注射部位可分为哪几类？

　　人工授精，按精子注射部位可分为：①阴道内人工授精；②宫颈内人工授精；③宫腔内人工授精；④输卵管内人工授精；⑤腹腔内人工授精；⑥卵泡内人工授精。目前常用的方法是阴道内人工授精、宫颈内人工授精和宫腔内人工授精；其中阴道内和宫颈内人工授精主要用于解决男性性功能障碍或无法正常射精的问题。

　　最常用的是阴道内人工授精和宫腔内人工授精。

3. 什么样的情况适合夫精人工授精？

　　人工授精是指是指通过非性交的方法，将体外优选过的精子注入女性的生殖道内的技术。所以，此项技术主要解决的问题是精子无法正常进入女性生殖道。主要包括以下几种情况：

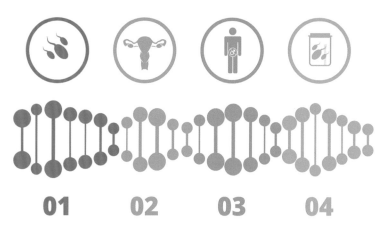

01 精液异常：轻度或中度少精症、弱精症、非严重畸形精子症、液化异常等，即比较轻的男性精液异常。

02 因女性宫颈粘液异常造成精子无法通过的性交障碍。

03 因男性性功能障碍或女性生殖道畸形造成的性交障碍。

04 免疫性不孕，精浆成分经过洗脱，可以大量减少部分精浆成分中的抗体。

4. 什么样的情况不适合夫精人工授精？

主要包括以下几种情况：

（1）女方患有严重躯体及心理疾病不能耐受怀孕和分娩的；

（2）男方和女方任何一方有性传播疾病的；

（3）女方输卵管梗阻；

（4）男方无精症或重度少弱精症。

5. 人工授精和试管婴儿是一回事吗？有什么区别吗？

不是一回事，二者虽然都属于治疗不孕症的技术手段，即辅助生殖技术，但实际上有很大区别。

人工授精是指通过非性交的方法，将体外优选过的精子注入女性的生殖道内，以助怀孕的技术。只是帮助精子进入女性生殖道，精卵结合及受精卵种植入子宫腔的过程都是在女性体内完成的。

试管婴儿是体外受精 - 胚胎移植技术的俗称，是指从卵巢内取出卵子，与精子在体外受精形成胚胎，再移植到子宫腔内，着床发育成胎儿的过程。它们不是一回事。简单的一句话概括为试管婴儿技术是在体外完成受精过程，人工授精技术是在体内完成受精过程。

6. 选择夫精人工授精技术夫妇双方需要具备哪些条件？

女方需要保证至少一侧输卵管通畅、子宫发育正常或虽有异常，但能完成对胎儿的孕育过程、卵巢功能正常。男方需要能在体外收集到一定数量的精液。

7. 人工授精成功率受哪些因素影响？

（1）女方年龄：女性的生殖能力随年龄的增加而逐渐下降，尤其是35 岁以后卵巢功能下降较明显，卵子质量下降。年龄较大的患者成功率低于年轻患者，年龄 >40 岁患者成功率明显降低且流产率增加。

（2）适应证的掌握：宫腔内人工授精要严格掌握适应证，临床工作中，年龄较大的原发不孕，子宫畸形，严重的子宫内膜异位症，多囊卵巢综合征患者，从严重少弱精、无精症患者睾丸得不到精子，或存在大量畸形精子者，卵子畸形或发育异常者等，在人工授精治疗中也是失败率较高。

（3）授精时机：由于精子和卵子都有一定的存活时间和最佳的授精时间，因此人工授精的时间在排卵前 48 小时至排卵后 12 小时最容易成功。目前临床多采用 B 超监测排卵，掌握宫腔内人工授精的时机。部分中心采取同一周期排卵前及排卵后各做 1 次宫腔内人工授精增加患者的受孕概率，但效果不显著。

（4）精液质量：处理后精子悬液的质量影响宫腔内人工授精的成功率，活动精子总数及精子活率影响宫腔内人工授精结局。部分患者洗涤处理后精了质量差者可考虑取消本周期宫腔内人工授精。

（5）精神、心理因素：女性的精神状态和心理压力直接影响宫腔内的环境状况，压力较大者受孕率降低。

8. 选择人工授精技术前需要做哪些检查？

人工授精技术是将体外优选的精子注入女性生殖道，精子和卵子在体内完成授精过程，形成胚胎，种植入子宫腔。所以，要完成这一过程需要有优质的精子、卵子、通畅的输卵管和能接受胚胎的子宫内膜。并且还需要排除一些不适宜怀孕的情况。所以在接受人工授精技术治疗前，男女双方都需要进行相应检查。

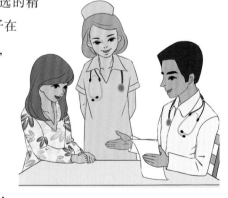

女方主要检查项目包括体格检查和妇科检查、卵巢功能检查、输卵管检查、肝肾功能及肝炎病毒、梅毒和人免疫缺陷病毒（HIV）检查等。男方主要检查项目包括体格检查、男科检查、常规精液检查和精子

形态学检查、精子凝集检查，以及肝炎病毒、HIV 检测、梅毒检测等。以上要求的检查项目根据每个人的具体情况及各生殖中心的要求会略有差别，也可能还需要进行进一步的专项检查。

9. 实施人工授精技术的流程是怎样的？

患者首先完善术前检查，包括男女双方需进行体格检查，以确定人工授精的适应证，是否适合妊娠

根据患者情况选择诱发排卵方案，自然周期或药物诱导排卵

选择合适的人工授精时机，即排卵前、后

实施夫精人工授精技术，宫腔内人工授精即将洗涤后精液注入女性宫腔内

人工授精技术实施后 14 天进行随访，确定是否妊娠。根据随访结果决定后期治疗

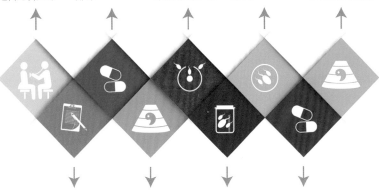

向患者讲解治疗流程、适应证、并发症、成功率以及随访要求，签署人工授精知情同意书

监测患者卵泡生长情况和子宫内膜发育情况

男方留取精液标本，经过夫妇双方确认后交给培养室医生对精液进行优化处理

术后给予黄体支持

10. 实施人工授精术过程中患者会有哪些情绪变化？如何调节？

不孕症夫妇因不能自然妊娠在父母面会有罪恶感，在同事朋友面前会有羞辱感，对手术的不了解及结果的未知性等使内心变得自卑、担忧、焦虑、恐惧，承受着巨大的心理压力。患者可通过以下措施调节：

（1）正确表达不良情绪，主动与亲戚朋友沟通、交流，减轻心理压力。

（2）主动了解不孕症治疗相关知识，减轻因为不了解不孕症而产生的心理压力。

（3）积极就医，寻求医生的帮助。

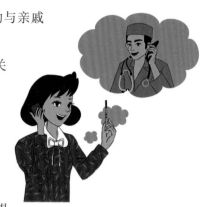

（4）积极寻求家人的体谅和支持，良好的社会和家庭系统支持是提高妊娠率关键因素。

11. 在人工授精术监测过程中患者需要注意什么？

（1）按时来医院进行 B 超监测。

（2）需要了解个体用药的剂量、用法及不良反应。

（3）遵医嘱用药。

（4）注射促排药物过程中注意更换注射部位，防止注射部位感染、红肿，影响药物吸收。

（5）促排卵过程中避免剧烈活动，了解促排卵可能发生的风险，如卵巢过度刺激综合征，多胎妊娠等。

12. 实施人工授精技术有哪些治疗方案？有什么不同？患者该如何选择？

临床上人工授精技术基本分为两种治疗方案，自然周期监测排卵后行人工授精术及促排卵周期人工授精术。

（1）自然周期治疗方案：选择此方案的一般都是月经周期比较规律的患者。一般在月经周期的第 8~10 天开始行 B 超检查，监测卵泡生长。自然周期实施人工授精技术，费用少，内分泌环境相对接近自然状态，人为干预较少，如果未受孕，卵巢恢复快，可以较快进行下一次治疗；缺点是确定排卵时间比较复杂，患者需要反复来医院，部分患者特别紧张，影响卵子成熟和排卵。有时出现无效人工授精（人工授精后不排卵）。临床上为保障人工授精的成功率，有时会在一个月经周期中实施多次人工授精。

（2）促排卵周期治疗方案：此方法应用广泛，主要用于排卵障碍或者仅有一侧输卵管通畅的患者。通常于月经周期的第 1~3 天开始来医院检查并应用促排卵药物，于月经周期的第 8~10 天再次 B 超监测卵泡，以了解卵巢的反应和卵泡生长的情况，并指导用药。与自然周期相比可能费用较高（包含药物费用），内分泌环境不如自然周期，医学干预相对较多，而且对于一些患者有发生卵巢过度刺激、取消周期的风险。如果不受孕，卵巢恢复较慢，需要休息一段时间后才能进行下一次治疗。另一个缺点是双胎和多胎率偏高。

患者治疗方案的选择主要是由主管医生根据患者的病情来决定的。两种方案的妊娠率没有统计学上的差异。

13. 宫腔内人工授精会伴随什么问题出现？如何处理？

（1）卵巢过度刺激综合征（OHSS）：促排卵治疗周期可能诱发多个卵泡发育，有可能发生 OHSS。处理方法是如有多卵泡发育，可采取穿刺多余卵泡、保留 1~2 个优势卵泡，或改行体外受精 - 胚胎移植助孕，也可以选择放弃本周期治疗。

（2）盆腔感染：临床极少见。处理方法是在采集精液及授精时注意无菌操作。

（3）出血和损伤：一般无明显出血，少数患者会有少量出血，可能是因宫腔操作困难所致。处理方法是在人工授精前查清子宫位置，选择导管软硬适中，动作轻柔。

（4）下腹部疼痛：部分患者会有下腹部疼痛。处理方法是在人工授精前选择导管软硬适中，动作轻柔，精液优化后的总含量尽量在 0.5ml 以内。

14. 门诊精液检查取精注意什么？

（1）精液检查前禁欲 3~7 天；

（2）用手淫方法采集；

（3）标本在 30 分钟内送检；

（4）标本注意保温；

（5）用广口玻璃瓶或生物相容的

塑料瓶收集精液；

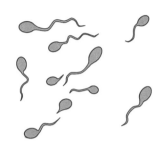

（6）不能用普通的避孕套；

（7）一次检查并不能准确评价。

15. 男方长时间不排精，取精时是否精子质量会更好一点？

如果太长时间不排精，会导致精液密度特别高，但精子的活力就会受影响。所以排精 3~7 天后进行精液检测，检测结果比较稳定。

16. 精液处理的目的是什么？

精液处理的目的有四个方面：第一，为达到符合要求的精子密度或精子悬液体积；第二，减少或去除精浆内的前列腺素、抗精子抗体、致病菌、免疫活性细胞等，防止精液中的前列腺素进入宫腔内导致引起子宫痉挛性收缩，产生剧烈腹痛、恶心，甚至低血压等不良反应；第三，降低精液的黏稠度；第四，再次促进精子的获能，改善精子的受精能力。

17. 预测排卵时间是人工授精的关键，排卵时间可通过哪些方法判定？

（1）通过月经周期：根据女性的平均月经周期为 28~30 天，推算出了排卵时间为月经来潮的第 13~15 天。由于只是粗略的推算，故应结合其他的判定方法来确定人工授精的手术时机。

（2）宫颈黏液的评分：根据宫颈黏液量、结晶、拉丝度及宫口瞳孔现象等情况的客观评价。当黏液量增加时，变得光滑、透明，有弹性，此时最利于精子穿透，提示即将有排卵。宫颈黏液评分为简单有效，是临床常用的监测方法。

（3）基础体温的监测：正常排卵女性，基础体温呈现双相型曲线，排卵多发生在最低体温向高体温相转变的时候，体温升高可以持续12~14天。由于受活动、药物等因素的影响，并且繁琐，临床目前较少使用。

（4）尿黄体生成素（LH）峰的测定：排卵发生于尿LH峰出现后的12~24小时，临床上通常用测试纸来测定尿LH峰值。患者可自行在家中测尿LH峰，此方法非常简便易行。如测出尿LH峰，则提示即将发生排卵，患者可立即来院行B超检查和（或）血清性激素的测定，以确定人工授精的时机。

（5）超声监测：可动态的监测卵泡生长发育和排卵情况。遵医嘱在月经周期的第3~5天来院行B超监测基础卵泡的大小及数目，阴道B超检查时，需排空膀胱，以免膀胱过于膨隆影响监测视野，影响子宫与卵泡的观察。

临床上应用最多的是超声监测结合LH峰的测定，最为准确。

18. 促排卵治疗中用激素药物会不会导致卵巢早衰？

不会。生理情况下，每个月都有一批卵泡被募集准备发育，但最终只有一个能够发育成熟，其他卵泡在发育的过程中不断地闭锁、凋亡。而使用促排卵药物的目的，是通过药物作用，使这些原本会闭锁凋亡的卵泡也能够发育，从而得到多个卵子。因此，使用促性腺激素不会造成卵巢早衰。

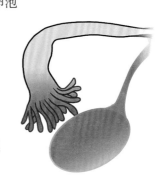

19. 接受人工授精技术，是不是多做几个周期成功率会提高？

大多数研究认为，人工授精 3~4 个周期的累积妊娠率最高，增加治疗周期，妊娠率并无明显增加。因此，建议人工授精连续治疗 3 个周期仍未怀孕的患者可考虑进一步检查寻找是否还有其他影响怀孕的因素，或者接受体外受精 - 胚胎移植术治疗。

20. 一个周期多做几次人工授精是不是成功率更高？

每个周期可行人工授精 1~2 次，数据分析显示，2 次人工授精比单次人工授精能轻度提高生育力，但统计学差异无显著性。因此，单次恰当的人工授精是疗效和费用的最佳平衡。

21. 我今天做了人工授精，晚上再回去同房是不是成功率会更高？

人工授精技术是将处理后的精子直接注入宫腔内的操作过程，由于我们已经将处理后的活力最好的足够精子注入宫腔内，因此无需再次同房，同时同房还会增加宫腔感染的风险，因此，人工授精术后应禁忌同房一周。

22. 实施人工授精技术后患者需要注意什么？

（1）术后放松休息 30 分钟左右没有不适就可以回家。

（2）回家后注意观察有没有阴道出血、腹痛等不适，如果有轻微的腹痛或少量的血性分泌物可以选择卧床休息，继续观察。如果出血量跟月经量一样或大于月经量，腹痛剧烈应及时到附近医院就诊。

（3）遵医嘱使用黄体支持药物，了解药物的名称、剂量、用法、用药时间及用药注意事项。

（4）术后 14~16 天检测 hCG，阳性者术后 4~5 周行 B 超检查确定妊娠情况及孕囊数量；检测 hCG 阴性者等待自然月经来潮，继续准备第二周期人工授精。

（5）术后保持良好的心态，放松心情，正常起居饮食、活动、工作。注意保持良好的个人生活习惯，保证充足的睡眠。避免剧烈活动，促排卵患者防止卵巢扭转。

23. 黄体酮的作用有哪些?

（1）提高子宫内膜容受性，有利于胚胎着床。

（2）抑制子宫收缩，起到保胎作用。

（3）提高封闭因子（PIBF）水平，参与胚胎保护性免疫调节。

（4）孕激素可通过提高母体血糖水平而增加胎儿胰岛素的分泌，从而促进胎儿生长。

24. 哪些不孕症患者适合做供精人工授精（AID）?

（1）不可逆的无精子症、严重少精症、弱精症和畸精子症（包含有先天性睾丸发育不全、双侧隐睾等）；

（2）输精管复通失败者；

（3）射精障碍者；

（4）条件（1）、（2）、（3）中，除不可逆的无精子症以外，其他需要行供精人工授精技术的患者，医务人员必须向其交代清楚：通过卵浆内单精子显微注射技术（ICSI）助孕也可能使其有自己血亲关系的后代，如果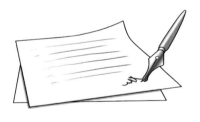患者本人仍坚持放弃 ICSI 助孕的权益，则必须与其签署知情同意书后，方可采用供精人工授精的技术；

（5）男方和（或）家族不宜生育的严重遗传性疾病，如癫痫、精神病、黑蒙性痴呆等，或者男方患有显性常染色体病，或者是男女双方均为同一常染色体隐性杂合体等；

（6）母儿血型不合不能得到存活的新生儿。

25. 行供精人工授精时，应签署哪些资料？

应签署以下资料：《供精人工授精申请书》、《供精人工授精知情同意书》、《人类供精辅助生殖技术知情同意书》。

26. 在我国，供精者的筛选的基本条件是什么？

根据国家卫生和计划生育委员会《人类精子库技术规范》的要求，成为供精者必须符合以下四个条件：（1）必须原籍为中国公民；

（2）认可赠精是一种自愿的人道主义行为；

（3）必须达到供精者健康检查标准；

（4）知晓所供精液的用途、权利和义务并签署《供精知情同意书》。

27.《人类辅助生殖技术和人类精子库伦理原则》和《人类精子库技术规范》中规定 AID 随访率必须达到多少？

供精者的随访管理：

（1）国家卫生和计划生育委员会下发的《人类辅助生殖技术和人类精子库伦理原则》和《人类精子库技术规范》规定 AID 随访率必须达到 100%。

（2）AID 治疗完成后严格对患者进行随访，并在 2 个月内将随访结果反馈到精子库。

（3）接受 AID 治疗的患者，一旦确定妊娠，应定期随访，直至成功分娩，并及时将分娩结果反馈到精子库。

28. 我是克氏征患者，必须要做供精人工授精吗？

克氏综合征是一种先天性疾病，由染色体异常引起，本病患者睾丸小而硬，睾丸曲细精管纤维化和透明样变，无精子发生。克氏征患者如果仍希望用自己的精子生育，可以尝试通过显微取精手术寻找精子，配合女方进行取卵行单精子注射来得到自己的后代，克氏征患者行显微取精找到精子的概率为 50% 左右，因此患者可先行显微取精术，如没有找到精子再寻求精子库的精子。

29. 为什么供精人工授精术后随访非常重要？

国家卫生和计划生育委员会规定：使用精子库精子的患者随访率必须为100%，准确反馈使用信息，怀孕的病人需随访到婴儿出生及成人后的婚前排查，防止近期结婚，有利于下一代的健康。

30. 供精人工授精的患者不用丈夫精子受孕，为什么他还需要检查？

虽然使用精子库的精子，但是为了家庭和睦和保密的原则，需要了解丈夫血型，便于选择与男方血型相同的供精标本，同时本着对供精者负责的原则，排除丈夫性传播疾病或者传染性疾病，防止后代生活在不健康的家庭中。男方如有严重的遗传、躯体疾病，精神疾病，重度智力低下，有吸毒等不良嗜好者不能使用精子库精子，以保护后代。

31. 供精人工授精周期为什么手术当日丈夫必须到场签字？

供精人工授精患者在女方行人工授精当日必须丈夫亲自到场确认精源体貌特征并签字，体现丈夫对此事的重视和关注。同时需要再次确认家庭的稳定性。

第四部分 辅助生殖随访

一、生化妊娠随访

1. 生化妊娠原因?

引起生化妊娠的因素有很多,主要包括移植胚胎的质量、子宫内膜状态及自身免疫因素等。

2. 生化妊娠后要多久才能再次进行胚胎移植?

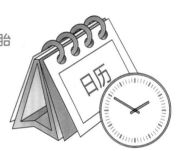

生化妊娠后 1~2 个月,回医院就诊医生会根据患者的具体情况,如子宫内膜状态,激素水平等决定移植胚胎时间。

3. 生化妊娠多久才能重新促排卵治疗?

生化妊娠后 2~3 个月,医生根据患者卵巢储备功能、激素水平等情况,综合评估后再跟患者商定下一周期治疗方案。

4. 生化妊娠后饮食方面注意事项?

正常均衡饮食,建议适当补充叶酸及维生素等,为下一治疗周期做好准备。

5. 做完宫腔镜或腹腔镜手术多久可以移植胚胎?

　　宫腔镜或腹腔镜手术后月经周期可能有所改变,月经正常后可进行胚胎移植。

6. 失败人群如何进行备孕调理?

　　保持心情愉快,减少生活压力;适当体育锻炼,增强体质;遵医嘱用药处理,必要时进行中医调理。

7. 生化妊娠后多久会来月经?

　　一般停用黄体支持类药物后大约 1 周内月经来潮,如果超过 2 周未来月经或出现突发腹痛等特殊症状,应及时到正规医院就诊。

二、临床妊娠随访

1. 孕周怎样计算?

　　助孕治疗不一定能像自然怀孕一样以末次月经来推算孕周,应该以护士交代验孕当天计算孕周即为妊娠 4 周,每过 7 天增加 1 周,以此类推。

2. 安胎药用到什么时候才能停?

　　为避免因内源性黄体功能不足导致的早期流产,如妊娠无特殊情况,持续补充黄体支持类药物至怀孕第 8~10 周,以保证胎儿正常发育。

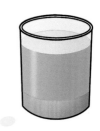

3. 叶酸和维生素 E 是否要一直服用?

　　叶酸是一种水溶性 B 族维生素,孕妇对叶酸的需求量比正常人高 4 倍。孕早期是胎儿器官系统分化,胎盘形成的关键时期,细胞生长,分裂十分旺盛。此时叶酸缺乏可引起胎儿神经管发育缺陷，导致胎儿畸形，如在中国发生率约为 3.8‰的神经管畸形。建议叶酸、维生素 E 或复合维生素片可一直吃到分娩后。

4. 妊娠后饮食注意事项?

妊娠后应均衡饮食，适当进行营养补充。少食多餐，忌暴食暴饮、盲目使用药材进补。建议营养科咨询。

5. 是否一定要做 NT 检查及 NT 检查时间有什么要求?

胎儿颈项透明层简称 NT，是指胎儿颈后部皮下组织内液体积聚的厚度。NT 检查是早期唐氏筛查的诊断依据之一，检查目的是为了在妊娠较早阶段诊断染色体疾病和发现多种原因造成的胎儿异常。NT 仅仅在胎儿 12 周 ~13^{+6} 周才会存在，14 周开始，正常情况下 NT 便逐渐被淋巴系统吸收，变成"颈部褶皱"。因此建议妊娠 12 周 ~13^{+6} 周天内进行 NT 检查。

6. 早期妊娠阴道出血如何处理?

早期妊娠阴道出血一般分为 2 种情况，如观察患者有少量咖啡色或暗红色流血，可能为陈旧性出血，不需特殊处理，可通过注意卧床休息、减少活动、禁止性生活避免不必要的阴道检查，继续按医嘱使用黄体支持药物并给予适当的心理辅导及心理支持。如果出现阴道出血为鲜红色、出血量持续增多或超过月经量，须到正规医院就诊及时处理。

7. 产前诊断是否一定要做?

由于胚胎固有因素及医疗技术水平发展局限和个体差异，诊断不可能达到完全正确，存在难以预知的风险，因此在助孕治疗后获得的妊娠，也有流产、胎儿畸形等异常的可能。建议根据产科医生的安排和要求进行必要的产前诊断，如无创 DNA 检查、羊膜腔穿刺或脐带穿刺等。

三、孕中晚期妊娠随访

1. 孕中期是指什么时间段？随访的主要内容是什么？孕妇需注意什么？

孕中期是指孕 12~27 周末期间。在这个阶段随访主要内容：了解有无中期流产、胎儿有无畸形、孕妇有无妊娠并发症、合并症，以及告知患者孕中期注意事项、相关产检项目等。

孕中期因为胎盘已经形成，胎儿相对进入比较安全的阶段，另外早孕反应消失，母亲心情比较愉快，很多孕妇的食量明显的加大，但在加大的同时也要注意，要合理均衡营养，少量多餐，保证摄入足量优质的蛋白质、足够的维生素。从孕中期开始加速钙的吸收和体内钙的贮存，准妈妈要开始补钙，多吃含钙丰富的食物。

2. 孕中期需要做什么产检？

孕中期就是孕 12~27 周末期间，这个周期有几个非常重要的检查。

（1）孕 12~13^{+6} 周期间需要做 NT 检查即胎儿"颈项透明带"的检查。

（2）孕 16~18 周抽母体血做唐氏筛查的检查。这个唐筛是通过查母体血来查胎儿染色体疾病风险度的检查，这个检查并不能确定有还是没有，只是告知孕妇所怀的胎儿患染色体疾病的风险度。

（3）孕 22~26 周这期间需要做彩超检查，这是全面系统的排查胎儿畸形的一个重要检查手段。

（4）孕 24~28 周做糖尿病筛查，因为在这个期间胰岛素的激素水平已经明显的增加，如果有糖尿病倾向就会暴露出来。

（5）孕中期具体的检查频率一般是 4 周一次，有异常适当增加产检次数。

3. 唐氏筛查做还是不做？双胎可以做唐氏筛查吗？

唐氏筛查，是唐氏综合征产前筛查的简称。目的是通过化验孕妇的血液，检测母体血清中甲型胎儿蛋白和绒毛促性腺激素的浓度，并结合孕妇的预产期、年龄、体重和采血时的孕周等，计算生出唐氏儿的危险系数的检测方法。来综合判断胎儿患有唐氏症的危险程度。如果唐氏筛查结果显示胎儿患有唐氏综合征的危险性比较高，就应进一步进行确诊行的检查（如无创 DNA、羊水穿刺等）。

双胎一般不建议做，如果双胎中一个是正常的一个是异常的，正常胎儿产生的生化标记物会干扰异常胎儿生化标记物，影响检验结果。抑或两个都是唐氏综合征或者正常胎儿，生化标记物的水平是高于单胎妊娠的，这些都可以造成假阳性，迫使孕妇进一步检查，增加产前诊断的负担。

4. 孕中期哪些情况应到医院进行遗传咨询及产前诊断？

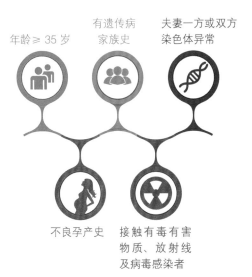

年龄 ≥ 35 岁　　有遗传病家族史　　夫妻一方或双方染色体异常

不良孕产史　　接触有毒有害物质、放射线及病毒感染者

5. 中期需要做四维彩超，双胎可以做吗？三维、四维到底有什么区别吗？

所谓的三维、四维彩超只是只不同的超声成像技术，并不是产前检查中必需的项目。在怀孕期间的所有 B 超检查中，必须要的超声检查是胎儿的系统的排畸检查。它们是产前筛查胎儿畸形必不可少的重要检查之一，目的是通过彩超检查排除胎儿的严重畸形。一般建议整个孕期分别在中孕期、晚孕期做两次胎儿系统排畸检查。

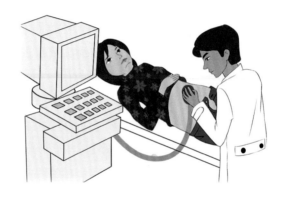

因双胎之间可能存在相互遮盖和影响，双胎可以做生长 B 超，但双胎暂不可以进行超声结构筛查。

6. 试管婴儿助孕的患者双胎妊娠发生率很高，与单胎相比孕期容易发生哪些并发症呢？

（1）流产：双胎妊娠的自然流产率 2~3 倍于单胎妊娠，尤其在孕中晚期胎儿个数多、体积大、宫腔相对狭窄很容易引发流产。

（2）妊娠高血压疾病：发生率是单胎的 3 倍，双胎症状出现早且重症居多，往往不易控制，子痫发生率高，严重威胁母儿健康。

（3）贫血、羊水过多、胎盘早剥、前置胎盘、妊娠期肝内胆汁淤积症、产后出血、产褥感染等并发症相比单胎更易发生。

因此多胎妊娠患者要定期产检，做到早发现、早诊断、早治疗。

7. 孕晚期是什么时间段？随访主要内容是什么？孕妇需要注意什么？

孕晚期是孕 28 周以后到分娩。随访的主要内容：了解胎儿是否健康，患者有无妊娠期并发症，告知患者预产期以及临产的主要标志、孕晚期可能出现的症状。

进入孕晚期后，孕妇要合理饮食，摄入足够优质的蛋白质、必需脂肪酸、富含维生素、纤维素的食物，补充含钙、铁丰富的食物。要适当限制脂肪和碳水化合物的摄入，以免胎儿生长过快过大影响分娩。同时，避免摄入过多的盐分和水分，以免妊娠水肿。孕晚期孕妇要特别注意胎动的次数，正常情况下，早、中、晚三次胎动的平均数为 3~5 次，少于 3 次就不正常。孕妇应该在安静的环境下，以放松的情绪感觉胎动。

8. 孕晚期出现什么情况立即住院？

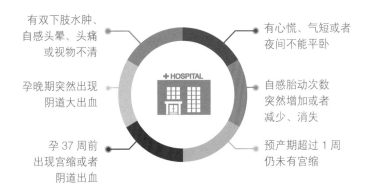

有双下肢水肿、自感头晕、头痛或视物不清

孕晚期突然出现阴道大出血

孕 37 周前出现宫缩或者阴道出血

有心慌、气短或者夜间不能平卧

自感胎动次数突然增加或者减少、消失

预产期超过 1 周仍未有宫缩

9. 孕晚期产检需要做什么，有哪些项目是必查的？

从孕 28~36 周产检应每 2 周一次，孕 36 周以后，产检应每周一次。双胎妊娠患者适当增加产检次数。正常产检的内容有测量体重、宫高、腹围、心率、血压、胎心、血尿常规、B 超等。

检查项目上最重要的是胎心监护，正常的胎心监护随子宫内环境的不同，时刻发生变化，胎心率的变化是中枢神经系统正常调节机能的表现，也是宝宝在子宫内状态的良好表现。可以通过监测胎动和胎心率来反映胎儿在母体内的状况。可以及时发现孕晚期胎儿出现的问题。孕35 周以后每周需来院进行胎心监护。

确认胎位是临产前一项重要的检查，也是决定分娩方式的重要因素之一。

10. 试管婴儿患者如何计算预产期？

以末次月经的第一天来计算，月份加 9 或减 3，日期加 7 即是预产期。试管婴儿患者的末次月经是以移植日期减去 17 天。另外体外受精 - 胚胎移植（IVF）、人工授精（IUI）、冻融胚胎移植（FET）术后的患者朋友，不论单胎、双胎都要记清楚自己的取卵日期、移植日期。在进行产检的时候产科、遗传科的医生都需要记录的。

四、分娩随访

1. 分娩的征兆是什么？

临产前阴道少许出血即见红、不规律的腹痛、腰酸及下坠感、无宫缩而突然发生阴道流液。

2. 分娩随访的主要内容是什么？

预产期前后生殖中心护士会对患者进行分娩随访，主要内容：了解孕妇分娩方式、分娩日期、胎儿性别、胎儿体重、出生孕周、有无妊娠期并发症、宝宝健康情况、询问患者冷冻胚胎处理意见、交代分娩患者按时进行新生儿体检等。

3. 做试管婴儿的准妈妈必须剖腹产吗?

很多试管婴儿助孕的准爸爸妈妈们认为宝宝很珍贵应当剖腹产,实际上试管婴儿怀孕后的妈妈和自然妊娠怀孕没有什么区别,在生产方式上也是如此,剖腹产的标志往往是胎儿过大,胎位不正,孕妇患有妊娠期并发症或者某些疾病不适合顺产或者产道异常。没有任何数据表明试管婴儿一定要行剖腹产手术。希望准妈妈们在怀孕后前往正规医院进行产检,产科医生会认真进行产前评估,共同选择最佳的生产方式,顺利分娩。

4. 临近预产期很多准妈妈担心宝宝的健康问题,那么多胎妊娠对宝宝有什么影响?

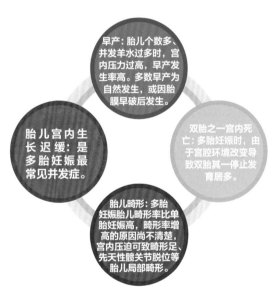

5. 与自然怀孕出生的宝宝相比,试管婴儿宝宝的出生缺陷增加吗?

出生缺陷是行试管婴儿技术助孕的准爸爸、准妈妈十分关心的问题。2005 年美国科学家做了一项研究,比较了 1500 名采用试管婴儿技术出生的婴儿、340 名采用人工授精技术出生的婴儿和 8400 名自然受孕婴儿的出生缺陷发生率，并未发现试管婴儿组出生缺陷发生率的升高。第二代试管婴儿技术（即卵胞质内单精子注射技术）是将精子注射入卵子，许多人担心容易损伤卵子，引起孩子发育异常，但大多数研究未发现该技术导致出生缺陷增加。

6. 随着全面二胎的放开，越来越多的家庭开始选择生育二胎，却有很多妈妈头胎是剖腹产，那么生育二胎，由于剖腹产的那道瘢痕会带来什么问题呢？

（1）剖腹产后很多女性月经淋漓不尽。主要由于剖宫产后子宫下段伤口愈合不良部位形成瘢痕憩室导致。主要表现为月经淋漓不净及不孕，部分患者可有慢性下腹痛或经期腹痛。如果再次妊娠有些患者会引起子宫破裂，危及生命。

（2）瘢痕憩室的形成影响胚胎着床。憩室导致宫腔内经血引流困难，导致宫腔积液或者感染，影响试管婴儿胚胎着床，憩室大的患者需要手术治疗方可改善症状。

（3）不孕发病率增高，由于剖腹产术后容易导致宫腔粘连及盆腔感染改变输卵管的功能，继发性不孕发病率明显比顺产妇女增加。

（4）孕期并发症增加。由于瘢痕的存在，容易导致胎盘位置低下，胎盘植入致产时大出血。

（5）瘢痕妊娠：是一种异位妊娠，极少见。也就是胚胎着床部位是前次剖宫产瘢痕的位置，再次妊娠时需要检测孕囊的位置。

7. 瘢痕子宫再次妊娠需要注意什么？

（1）孕前体检，准备怀孕前最好到医院做个全面的评估，了解身体状况是否适合再次妊娠，B超了解子宫瘢痕愈合情况。子宫瘢痕愈合不良需治疗后再妊娠。

（2）再次妊娠间隔时间最好2年以上，前次剖宫产后1年内妊娠和分娩更会增加子宫破裂的风险。

（3）孕期严格定期产检，孕晚期及时行彩超检查了解子宫瘢痕的厚度。

（4）孕期首次产检行 B 超检查了解孕囊种植位置，与瘢痕的距离，试管婴儿助孕患者多胎妊娠率高，为了保证母婴安全建议减为单胎。

（5）瘢痕子宫到妊娠晚期会有自发性破裂的风险，腹痛是主要表现，孕期注意腹痛及阴道出血情况。

（6）提前住院待产，剖腹产术的患者再次妊娠需要根据情况提前入院待产。

（7）瘢痕子宫再次分娩方式要听从医生建议，分娩方式的选择与子宫切口的缝合方式、有无感染、间隔时间、剖腹产次数、孕晚期子宫下段的厚度等密切相关。

8. 如果我们更换了电话号码和搬离了原来的住址，医院联系不上我们，医院会泄露我们的隐私吗？

如果医院联系不上患者，如患者电话撤销、不接听电话或挂断电话，医院将短信提醒患者正在进行随访，希望得到随访配合。短信内容为：XX 先生 / 女士，这是 XX 医院生殖中心工作人员给您来信，我们正在进行妊娠 / 分娩随访，请接听电话号码是 XXXXXXXX 的电话，感谢您的配合！如仍得不到回复，医院将寄信至患者身份证上的地址处，如寄信后 1 个月未收到回复，将致电患者身份证地址所在地的计生办进行电话随访。届时有可能造成患者隐私的泄露，后果将由患者自行承担。

第五部分 辅助生殖生活指导

一、饮食生活指导

1. 肥胖会影响生育力吗?

超重及肥胖会影响育龄期妇女的生育能力，会产生包括月经周期紊乱、稀发排卵或无排卵、流产率增加在内的多种不良影响，还会引发各种健康问题，例如：高血压、糖尿病、心脏病等，这些疾病也可能造成妇女不孕，并且易导致妊娠期并发症。许多研究发现 BMI ≥ $25kg/m^2$ 人群接受体外受精 - 胚胎移植妊娠率低，流产率高或是即使接受了 IVF 治疗，肥胖患者仍不能摆脱胚胎质量下降的困扰。

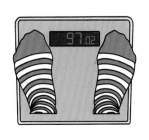

2. 节食减肥会影响生育力吗?

人体的各种生理活动（如性兴奋、怀孕和分娩等），需要消耗能量。节食减肥的女性长期不吃肉（体内蛋白质和胆固醇的主要来源）、不沾油（脂肪），吃减肥药、饮减肥茶，能量的摄入与消耗经常处在"负平衡"状态。盲目过度减肥有可能导致内分泌紊乱、月经周期失调。过度节食所带来的营养不均衡、微量元素严重缺乏也会影响生育力。

3. 油炸、烧烤等食品影响生育吗?

有关临床研究指出肥胖是影响生育能力及男性精液质量的重要因素,而肥胖又与饮食习惯密切相关,沉迷于油炸、烧烤等高脂饮食,不仅会增加身体患病的风险,还会导致肥胖的出现,影响内分泌的正常进行。

4. 男性肥胖对生育有什么影响?

研究表明,BMI 与精子质量之间存在负相关关系,肥胖(BMI≥28)可导致男性雄激素水平降低,还常导致精子蛋白质组学变异、勃起功能障碍等,从而使男性生育力低下,最终可能导致不育。

5. 有生育要求的男性为什么可以多吃一些富含精氨酸的食物?

精氨酸参与精子的形成,也是精子各种核蛋白的基本成分;人体内精氨酸缺乏或体内含量不足时可以引起精子蛋白质的改变,使 DNA 不稳定、不易受精,即使受精,由于蛋白质的异常,精子核不能正常解聚,精子原核的形成及雌雄原核的融合将受到影响。富含精氨酸类食物,如大豆及其制品、鳝鱼、山药、南瓜、西瓜、核桃、豌豆等。

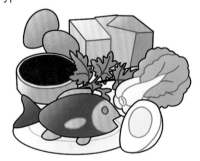

6. 与男性生育相关的微量元素有哪些?

与男性生育相关的微量元素主要包括铅、锌、硒、铜、钙和镁等。铅具有较强的生殖毒性,影响性激素的合成及下丘脑 - 垂体 - 性腺轴的正常生理调节功能,对男性睾丸有直接的毒性作用;缺锌可使性欲下降,性功能减退,精子密度下降;缺硒会使体内过氧化物浓度增加,造成对睾丸的伤害。男性平时应该多吃含锌、硒较高的食物，如牛奶、玉米、黑豆、黑米等。

二、环境生活指导

1. 什么物质会影响生育力？

重金属如铅、汞、镉、铜、锰等，有机溶剂、杀虫剂、塑料制品与增塑剂、装修污染如甲醛、苯、氨气等物质都可不同程度上影响男性精子质量、干扰精子的发育、成熟，引起生精功能障碍、性欲减退等。

2. 化妆品会影响生育力吗？

有研究报道提出，长期接触香水、化妆品、指甲油、塑料制品中一些添加剂及化学物质可能影响女性卵巢功能，导致不孕的发生。

3. 辐射会影响生育力吗？

生活电磁辐射污染，如移动电话、微波炉及电热毯等的广泛使用对生殖功能的影响不容忽视，应注意使用卫生，加强自我保护意识。在人体中睾丸是对微波辐射、脉冲辐射等电磁辐射最为敏感的组织器官之一，电磁辐射可引起睾丸结构和功能损伤，大剂量长时间的受到辐射后可出现曲细精管萎缩、生精细胞减少及排列紊乱、成熟精子减少、附睾分泌紊乱等。一般认为吸收剂量在 3.0Gy 以上，可造成性腺不可逆的损伤，甚至丧失生殖能力而终生不孕不育。

4. 为什么高温环境会影响男性的生育能力？

长时间温度过高将引起睾丸内微循环发生改变，造成生精上皮损害和生精细胞脱落，使睾丸生精能力下降，精子在睾丸中大量死亡，同时可能使精子形态产生变化，畸形率增高。

有生育要求的男性应当避免蒸桑拿、穿紧身裤等导致睾丸温度过高的因素。

5. 发烧导致的精子质量变化是否为不可逆的?

短期发热引起的精子质量变化是可逆的，持续两周以上的高热会显著降低精子的活力，但是体温恢复正常 1 周以后，精子活力能恢复正常。

6. 有生育要求的男性害怕感冒药对精子质量有影响，是否可以不用药?

不可以不用药。无需过于担心感冒对精子的影响，若只是无高热单纯的感冒，对精子的质量影响较小。有些人担心治疗感冒的药物对精子和胎儿影响，拒绝用药，以致感冒加重甚至合并其他并发症，这反而对精子质量影响较大。对于同时伴有高热的感冒，若自然试孕，建议暂时中止试孕。

7. 噪声对生育力有什么影响?

噪声即人不喜欢或不需要的声音，在人们的生产和生活环境中无处不在，通过空气传播，长期或过强的噪声污染对生殖功能会产生不利影响。应避免在噪声强度超过 85dB 的环境中工作。

三、不良生活习惯生活指导

1. 压力过大会影响生育能力吗?

环境改变、情绪波动或长期处于极大的压力下，容易导致育龄期女性发生内分泌紊乱，导致月经紊乱甚至闭经，不排卵。

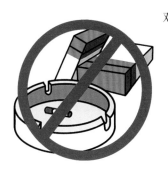

对于男性而言，精神压力使人体长期处于一种应激状态，由此而产生的应急激素，主要是儿茶酚胺类，如肾上腺素、去甲肾上腺素、多巴胺等，影响了下丘脑 - 垂体 - 性腺轴，表现为 GnRH、FSH、LH 释放异常，从而造成性功能障碍及精子质量的下降。

2. 吸烟对女性生育力有什么影响？

吸烟会严重影响卵泡及卵母细胞的成熟。香烟及烟草烟雾是由 4000 多种化学物质组成，包括有毒物质及致癌物质，烟草烟雾不仅会造成心脏疾病和癌症，也会对女性的生殖系统产生不利影响，包括类固醇生成过程、卵泡生成及排卵等。暴露于烟草烟雾中的卵母细胞其质量、成熟及随后的胚胎质量也会受到不利影响。

3. 吸烟对男性生育力有什么影响？

烟草中除了镉对睾丸的损害，主要是尼吉丁降低性激素的分泌，影响了睾丸的生精细胞以及杀伤精子的作用。

4. 过量饮酒对女性生育力有什么影响？

酒精对生殖的危害机制尚不明确，可能通过干扰雌二醇氧化，或增加睾酮向雌二醇转化使血浆中雌激素水平升高，降低 FSH 分泌，抑制卵泡生成，导致不排卵。

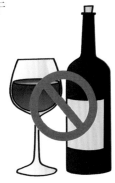

5. 过量饮酒对男性生育力有什么影响？

乙醇可直接或由其代谢产物乙醛抑制参与睾酮合成的酶，从而抑制睾酮的合成与分泌，使血清睾酮显著降低，激素水平发生改变，睾丸结构和功能受到损害，直接造成精子密度及活率下降，精子畸形率增高。

6. 熬夜对女性生育力有什么影响？

长期熬夜，会加重女性内分泌紊乱，导致月经不调，甚至可能影响正常排卵，导致不孕。

7. 熬夜对男性生育力有什么影响？

对于男性而言，因为长期熬夜、睡眠不足使生物钟、内分泌紊乱，生精功能受到影响，长期如此可影响精子质量。

8. 过量的咖啡因会影响生育力吗？

过量咖啡因会妨碍卵子从卵巢顺利运行到子宫的过程，还会抑制精子的活跃度，增加自然流产、低体重儿和死产的风险，还会对胎儿的神经发育造成不良影响。

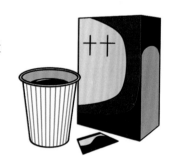

9. 什么药物可以导致生育力下降？患者可以自己停药？

药物（如激素、化疗药物等）可能影响生育力，在备孕时请咨询医师相关药物是否影响生育，并在医师的指导下改药或必要时停药。

10. 女性阴道炎会影响生育力吗？

阴道炎症时，阴道内酸碱度发生变化，白细胞增多，这些都会妨碍精子的成活，活动度下降，宫颈炎症造成的局部内环境改变，不利于精子通过宫颈管，从而导致不孕。应当保持外阴的清洁，每天更换内衣裤。

11. 男性生殖道炎症会影响生育力吗?

男性泌尿生殖器官如睾丸、附睾、输精管、前列腺、尿道等发生微生物感染时均会引起精液感染,导致精子结构和功能破坏,进而影响男性生育能力。

四、取卵移植生活指导

1. 取卵后什么时间能进食? 吃什么?

取卵后待麻醉复苏完全清醒,医护人员评估后方可进食。

进食宜清淡、易消化的食物(如:米饭、面条等);卵泡多的患者可适当多进食高蛋白(如:牛肉、鱼、虾、蛋、奶等)及利尿饮食(如:冬瓜汤等),少量多餐。

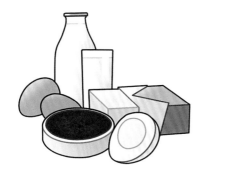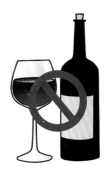

2. 取卵后有哪些注意事项?

(1)取卵术后平卧休息,第一次下床活动或如厕时必须有家属陪同,慎防跌倒。

(2)麻醉未清醒前请勿进食,清醒后请进食清淡易消化食物。

(3)取卵术后注意休息,轻翻身,避免剧烈运动。

(4)如出现剧烈腹痛、阴道出血量大于月经量、少尿等不适现象,请及时告知医护人员。

（5）麻醉后 24 小时内禁止驾车等机械操作。

3. 安胎药用到什么时候才能停?

为避免因内源性黄体功能不足导致的早期流产，如妊娠无特殊情况，持续补充黄体支持药物至怀孕第 8~10 周，以保证胎儿正常发育。

4. 叶酸和维生素是否要一直服用?

叶酸和维生素 B_{12} 是人体必需的营养物质，是合成 DNA 过程中的重要辅酶，人体内不能自身合成，孕妇对叶酸和维生素 B_{12} 的需求比非孕妇高。孕早期是胎儿器官系统分化，胎盘形成的关键时期，细胞生长，分裂十分旺盛。叶酸缺乏可使孕妇尤其中晚期孕妇患巨幼细胞性贫血，而缺乏维生素 B_{12} 还可能影响到胎儿中枢神经系统的正常发育。因此，建议对于妊娠期的孕妇在进行膳食指导的同时，还必须及时补充叶酸和维生素 B_{12}，保障胎儿的正常发育。

5. 胚胎移植后患者饮食方面应注意哪些?

营养均衡，多吃易消化食物，少吃辛辣、油腻、过冷的食物，防止饮食不当引起的腹泻、便秘。根据生理需要及时补充水分，防止尿路感染。

6. 网上说西柚可以促进着床是真的吗?

西柚富含维生素 C、叶酸及部分可溶性维生素，且含糖量较少，对身体有益，但是目前并无研究证明西柚或其他某种食物具有促进着床或影响着床的作用。

7. 胚胎移植后必须躺着吗？

国内外诸多研究表明胚胎移植后立即活动并不影响治疗结局。因此我们建议患者移植后平躺适当休息，即可下床活动。卧床休息时间过长，易造成心理焦虑，引起血液循环不畅，影响宫腔血流灌注，或可能形成血栓。

8. 胚胎移植以后可以坐车、坐飞机吗？

路程近、路况较好，患者不感觉到劳累的情况下可以坐车或坐飞机。

9. 胚胎移植后有些患者自觉腹部发凉可以用热水袋吗？

不可用热水袋等热疗物品敷腹部，以免影响宫腔环境，影响胚胎着床。

10. 胚胎移植后解小便，胚胎会掉出来吗？

胚胎移植后可以排尿，请勿憋尿，放入子宫内的胚胎并不会因此掉出。

11. 胚胎移植以后是否可以减少喝水量以免多次起床上厕所导致不怀孕？

胚胎移植时采用专用胚胎移植管将胚胎放置到子宫腔内，不会在排尿、排便或运动时掉落。所以移植后无需因为担心胚胎从宫腔内流出而憋尿。相反的，充盈的膀胱将会压迫子宫，引起子宫的收缩。其次，女性的尿道较短，与阴道口相邻，手术操作后可能出现泌尿系统感染。建议患者移植后适当的多喝水，多排尿，减少感染机会。

12. 胚胎移植后能不能上班？

胚胎移植后，可以正常上班，但是需避免重体力活动及过度劳累的工作，避免剧烈运动。

13. 胚胎移植后能有性生活吗？

胚胎移植后不建议进行性生活。由于促排卵周期中卵巢体积增大、重量增加，因此在卵巢体积过大的情况下，暂时应避免性生活，以免引起卵巢扭转。

14. 患者胚胎移植后有哪些情绪变化？怎样进行自我心理调适？

患者胚胎移植后可能出现焦虑、抑郁、紧张等情绪，对治疗结局的不确定性产生较大的心理压力。患者应学会放松自己，主动调整心情，转移注意力，可与病友交流经验，或正常上班，读一些轻松的书籍、听音乐或户外放松，减少使用电子产品。与家人多沟通，获取家人的鼓励和支持。也可与医护人员联系，解决疑难问题。

15. 患者胚胎移植后紧张失眠怎么办？

患者移植后失眠主要由于心理压力大，比如担心花费、担心治疗失败后家里人埋怨等，应积极地调整、干预。保持心情愉快，注意休息，加强营养，增强体质；多听舒缓的音乐，转移注意力；指导患者家人给予一定的鼓励和支持；听成功的病友讲述亲身经历，缓解压力、增强信心；严重者建议就诊专业的心理咨询门诊。

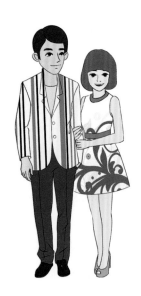

16. 胚胎移植后使用黄体酮药物对胎儿有影响吗？

黄体支持的主要目的是提高子宫内膜容受性，抑制子宫收缩，有利于胚胎着床，以提高种植率和妊娠结局。目前，国际上尚无研究证明黄体支持对胎儿有不良影响。

17. 移植后可以穿高跟鞋吗？

移植后不建议穿高跟鞋，穿高跟鞋常迫使女性身背后仰，呈腰椎向前、胸椎向后状，脊柱弯曲度增加，走路不平稳，容易跌跤，造成流产。

随着孕期增长，孕妇体重逐渐增长，此时穿高跟鞋，身体重心前倾，易压迫腹部，使下腔静脉回流的血流量减少，影响胎儿血氧供给，不利胎儿发育。其次，穿高跟鞋会使足部神经受到连续不断的不良刺激，这种刺激经由腰椎、脊髓传递到大脑，会使多部位血液循环不畅及神经功能紊乱。

因此孕妇不宜穿高跟鞋，应选稍大些、鞋帮柔软的鞋子，后跟以2~3厘米为宜。妊娠晚期，脚底受力加大时，可选用2~3厘米厚的棉花团垫在脚心部位作为支撑，以保持脚底的弓形，缓解疲劳。

18. 胚胎移植以后可以使用手机等电子产品吗？

手机等电子产品是我们日常生活中必不可少的工具，电子产品的辐射是否会影响胎儿的生长发育，目前还备受争议。但是，长时间使用手机上网、玩游戏，过度兴奋或紧张会导致失眠、多梦、头晕、头痛等症状，影响女性的精神状态。为了身体的健康，应避免长时间使用电子产品。

19. 胚胎移植后感冒怎么办？可以吃药吗？

轻微感冒建议适当的多喝水，注意休息，饮食均衡，切勿随意用药。若感冒加重，应及时到正规医院就诊，遵医嘱不使用孕妇禁用的药物。

20. 胚胎移植后可以去人多热闹的地方吗？

避免去人多、空气流通不好的地方，及时添加衣物，避免感冒。

五、妊娠后生活指导

1. 妊娠后饮食注意事项？

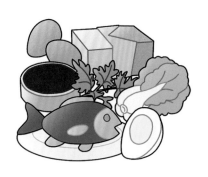

正常均衡饮食，无特殊要求。宜进食高蛋白、丰富维生素及易消化的饮食。孕中期早孕反应减轻，许多孕妇食量明显加大，但同时应注意，合理均衡营养，少量多餐，保证摄入足量优质的蛋白质和维生素。孕中期可适当补钙，多吃含钙丰富的食物。进入孕晚期后，孕妇需合理饮食，摄入足够优质的蛋白质，必需脂肪酸、富含维生素、纤维素的食物、补充含钙、铁丰富的食物。要适当限制脂肪和碳水化合物的摄入，以免胎儿生长过快、过大影响分娩。同时，避免摄入过多的盐分和水分，以免妊娠水肿。

2. 孕妇的营养品是否吃得越多越好？

不是。孕期加强营养固然正确，但绝非多多益善。过多摄入营养会加重身体的负担，存积过多的脂肪，导致肥胖和冠心病的发生，造成分娩困难。

3. 是否可以以保健品代替吃饭？

不可以。相当一部分孕妇认为，只要营养品摄入足够量，不吃饭也行，因此每天补充诸多营养品，以致影响了正常进餐，反而对身体不利，因为营养品大多是强化某种营养素或改善某种功能的产品，盲目摄入不如普通膳食的营养均衡。

4. 妊娠前 3 个月可以性生活吗？

怀孕前 3 个月较易发生流产，尤其是对于流产高风险的孕妇。早孕期胎盘和孕妇母体的子宫壁连接尚不紧密，不当的性生活可能引起子宫收缩造成流产、阴道感染等，因此应避免在妊娠前 3 个月内进行性生活。

5. 生化妊娠后饮食方面的注意事项?

正常均衡饮食，建议适当补充叶酸及维生素等，为下一治疗周期做好准备。

6. 失败的人群如何进行备孕调理?

保持放松心情，减少生活压力；适当体育锻炼，增强体质；遵医嘱用药处理，必要时进行中医调理。

图书在版编目（CIP）数据

生殖中心护患沟通指引/李蓉主编 . —北京：人民卫生出版社，
2017

ISBN 978-7-117-25309-3

Ⅰ.①生…　Ⅱ.①李…　Ⅲ.①护理学－人际关系学　Ⅳ.①R471-05

中国版本图书馆 CIP 数据核字（2017）第 241811 号

人卫智网	www.ipmph.com	医学教育、学术、考试、健康，
		购书智慧智能综合服务平台
人卫官网	www.pmph.com	人卫官方资讯发布平台

生殖中心护患沟通指引

主　　编：李　蓉
出版发行：人民卫生出版社（中继线 010-59780011）
地　　址：北京市朝阳区潘家园南里 19 号
邮　　编：100021
E - mail：pmph @ pmph.com
购书热线：010-59787592　010-59787584　010-65264830
印　　刷：北京顶佳世纪印刷有限公司
经　　销：新华书店
开　　本：889×1194　1/32　印张：3.5
字　　数：97 千字
版　　次：2017 年 10 月第 1 版　2018 年 1 月第 1 版第 2 次印刷
标准书号：ISBN 978-7-117-25309-3/R·25310
定　　价：39.00 元

打击盗版举报电话：010-59787491　E-mail：WQ @ pmph.com
（凡属印装质量问题请与本社市场营销中心联系退换）